DR. MED. EVA-MARIA KRASKE

SÄURE-BASEN BALANCE

SCHLÜSSEL ZU MEHR WOHLBEFINDEN

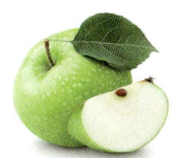

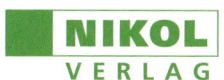

THEORIE

Ein Wort zuvor 5

GESUNDHEIT DURCH SÄURE-BASEN-BALANCE 7

Der Säure-Basen-Haushalt 8
Was sind Säuren und Basen? 8
Die wichtigsten Regulations-
mechanismen 10
Die Geschichte des Säure-Basen-
Haushalts 16
Die Übersäuerungsformen 17
Das Gegenteil der Übersäuerung –
die Alkalose 19
Den Säure-Basen-Stand messen 20
Oft gefragt 23

Was beeinflusst die Säure-Basen-Balance? 24
Sie können die Balance beeinflussen 24
Die Säure-Basen-Balance im
Lebenslauf 27
Gründe, der Übersäuerung
entgegenzuwirken 29

Schritt für Schritt zur Säure-Basen-Balance 34
Entsäuerung – wie geht das? 34
Welche Rolle spielt der Darm? 38

PRAXIS

SÄUREN UND BASEN NATÜRLICH AUSBALANCIEREN 41

Der Einstieg 42
Signale des Körpers 42
Test: Sind Sie zu sauer? 44
Säurekrankheiten von A bis Z 46
Das Urin-pH-Tagesprofil 50
Der nächste Schritt – die Umstellung 51
Unverträgliche Nahrungsmittel 56
Seelische Ausgeglichenheit 56
Wohlbefinden durch Bewegung 59
Mineralstoffpräparate – ja oder nein? 60
Mit Gelassenheit ans Werk 62

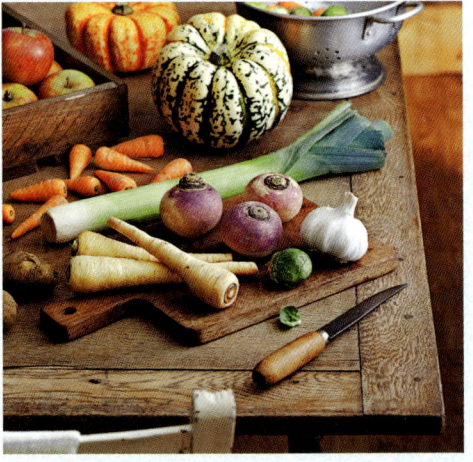

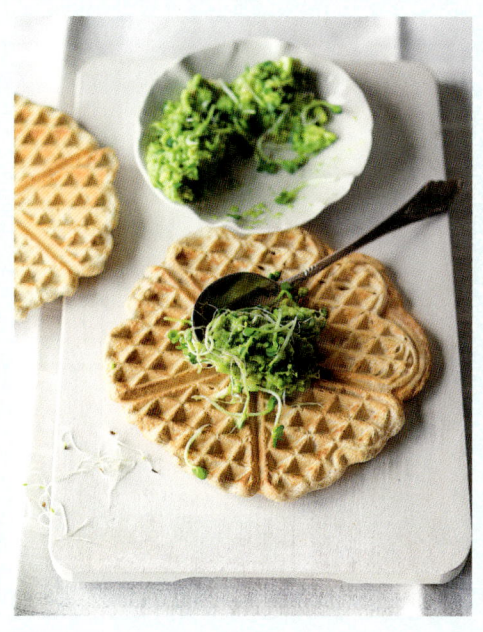

Dritter Tag	84
Vierter Tag	86
Fünfter Tag	88
Sechster Tag	90
Siebter Tag	92
Achter Tag	94
Oft gefragt	96

Body & Soul – die 8-Tage-Kur 98

Ihr Wochenplan	99
Atemübungen am Morgen	99
Walking	103
Stretching	104
Anwendungen mit Bürste und Wasser	106
Heublumenanwendungen	108
Den Körper entgiften	109
Entspannung für Körper und Seele	112
Massage mit ätherischen Ölen	116
Selbsmassage	118
Partnermassage	120

Ernährung – das A und O der Gesundheit 64

Basenorientiert essen	64
Die Einteilung der Lebensmittel	67
Säure- und basenbildende Lebensmittel	68
Frische ist Trumpf	70
Top 5: Sprossen	74

Die 8-Tage-Kur – basisch genießen 76

Wichtige Hinweise	76
Einkaufsliste	78
Erster Tag	80
Zweiter Tag	82

SERVICE

Bücher und Adressen, die weiterhelfen	122
Internetlinks, die weiterhelfen	122
Sachregister	124
Rezeptregister	124
Impressum	127

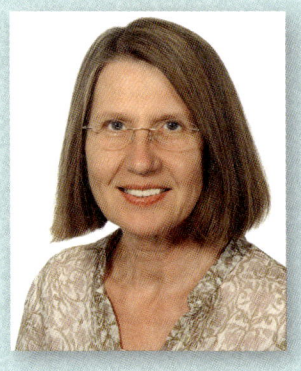

DR. EVA-MARIA KRASKE

ist Ärztin für Allgemein- und Palliativmedizin, Naturheilverfahren und Homöopathie

»Krankheiten befallen uns nicht aus heiterem Himmel, sondern entwickeln sich aus täglichen Sünden wider die Natur. Wenn sich diese gehäuft haben, brechen sie unversehens hervor.«

HIPPOKRATES

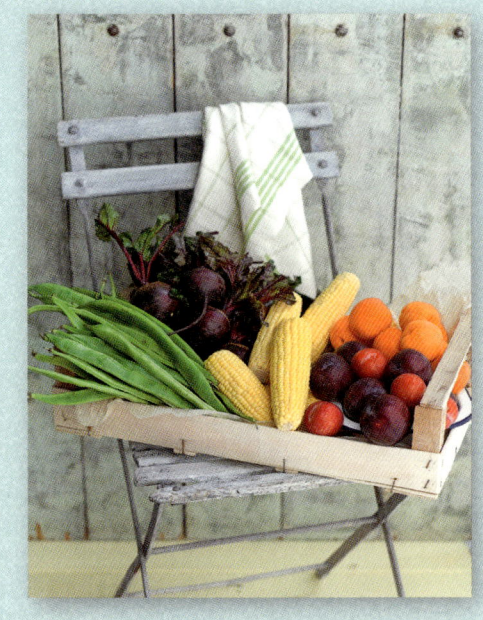

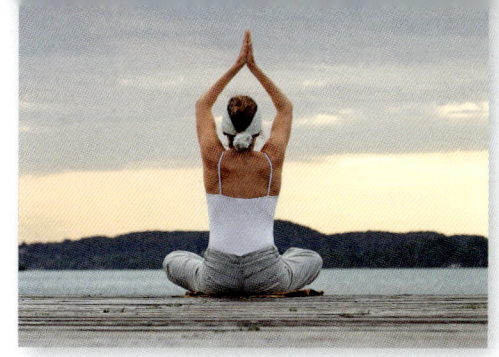

EIN WORT ZUVOR

Der Ablauf aller chemischen Vorgänge in der Natur ist auf ein bestimmtes Milieu in der Umgebung, einen festgelegten Säuregrad angewiesen. Bekanntestes Beispiel dafür ist der Waldboden, dessen Übersäuerung für ganz erhebliche Schäden an den Bäumen verantwortlich gemacht wird. Unserem Organismus geht es nicht anders: Nur bei einem immer gleichbleibenden Säuregrad im Blut sowie in den Flüssigkeiten in und zwischen den Körperzellen können alle Auf- und Abbauvorgänge sowie die Energiespeicherung und -gewinnung ungehindert ablaufen. Jede Abweichung von der sehr eng gesetzten Norm bedeutet bestenfalls eine Verzögerung der Prozesse, schlimmstenfalls eine Fehlregulation.

DEN STOFFWECHSEL AUSBALANCIEREN

Für viele Erkrankungen wie Rheuma, Osteoporose, Hefepilzbefall im Darm, chronische Hautleiden, Migräne, Krebs, Gicht oder psychische Erschöpfungszustände (um nur einige zu nennen) findet die Medizin keine ausreichenden Erklärungen. In der Naturheilkunde werden sie und eine Reihe anderer Krankheiten und Beschwerden mit einer übersäuerten Stoffwechsellage in Zusammenhang gebracht. Unsere Lebensführung und vor allem die übliche Ernährung führen demnach zu einer Verschiebung des optimalen Stoffwechselmilieus. Solche Entgleisungen lassen sich mit einfachen Mitteln verhindern oder wieder ausgleichen. Das Streben nach der Säure-Basen-Balance ist somit eine Gesundheitsvorsorge zum Nulltarif, aber auch eine Möglichkeit, bereits bestehende Krankheiten zu bessern oder sogar zu heilen.

E. Kraske

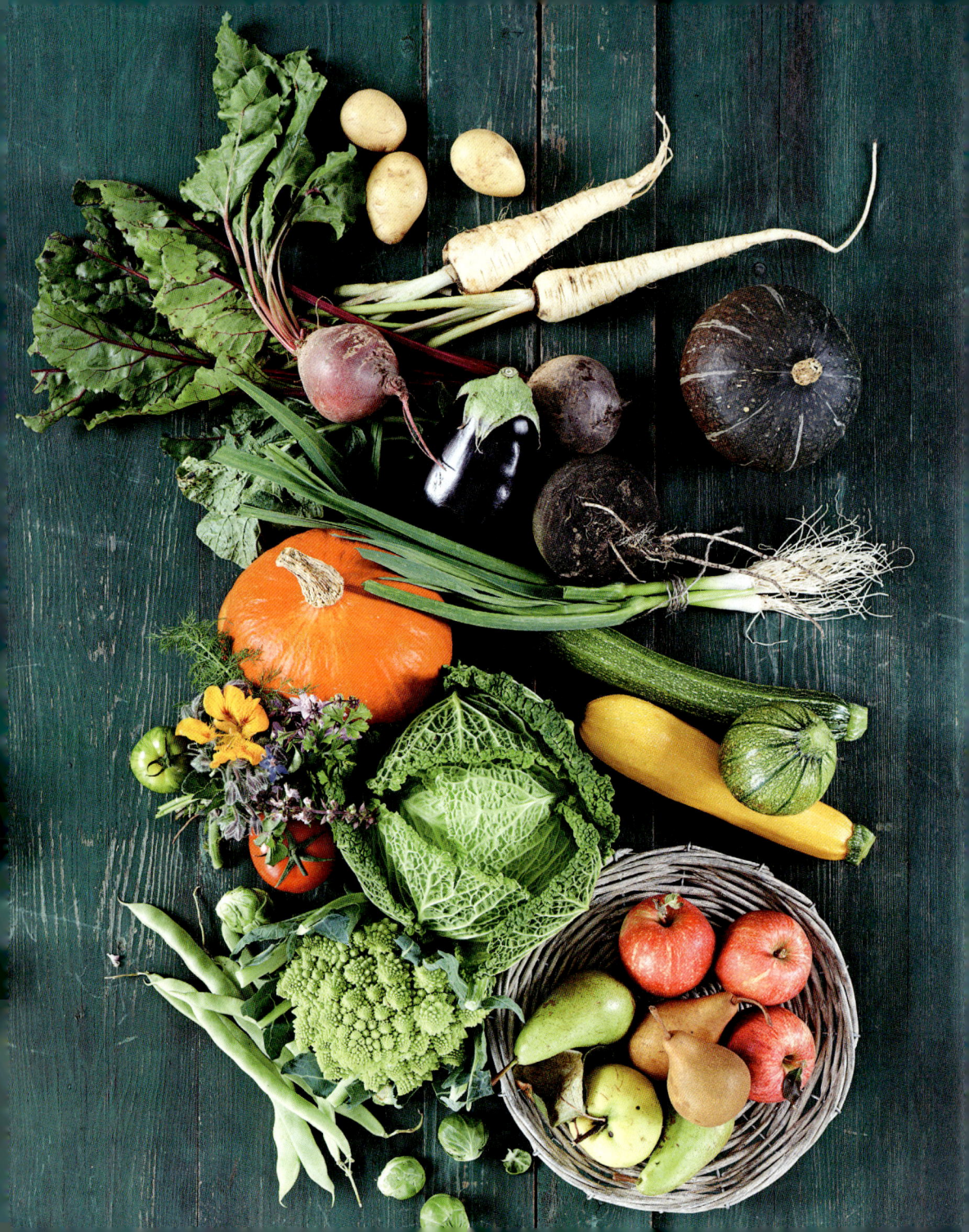

GESUNDHEIT DURCH SÄURE-BASEN-BALANCE

UNSER ORGANISMUS IST EIN AUSGEKLÜGELTES SYSTEM. DIE BESTE UNTERSTÜTZUNG GEBEN WIR IHM, WENN WIR UNS OPTIMAL ERNÄHREN UND ANGEMESSEN BEWEGEN.

Der Säure-Basen-Haushalt **8**
Was beeinflusst die Säure-Basen-Balance? **24**
Schritt für Schritt zur Säure-Basen-Balance **34**

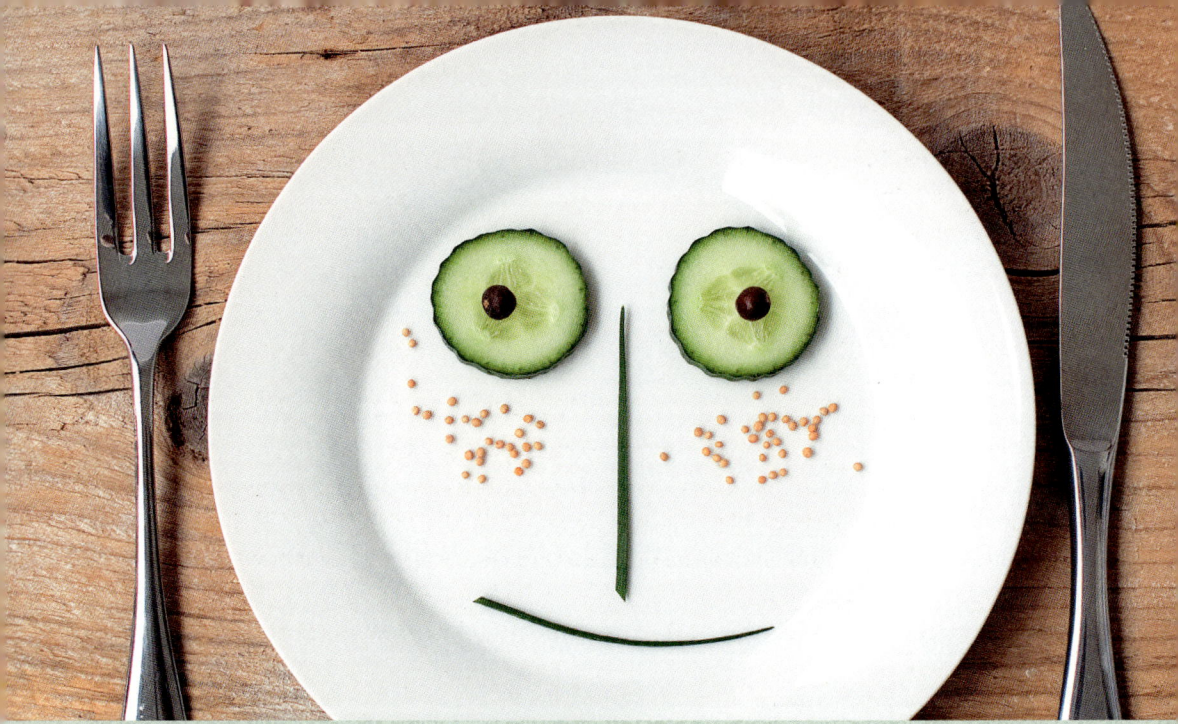

DER SÄURE-BASEN-HAUSHALT

In unserem Organismus laufen unentwegt chemische Prozesse ab. Sie bestimmen das Stoffwechselgeschehen und die Tätigkeit aller lebensnotwendigen Körpervorgänge. Damit alles reibungslos funktioniert, muss in den Körperflüssigkeiten und im Inneren der Körperzellen ein ausgeglichenes Verhältnis zwischen Säuren und Basen bestehen. Weil dieses Gleichgewicht der Säfte so elementar wichtig ist, hat unser Körper gleich mehrere Regulationsmöglichkeiten parat ▶ **siehe Seite 10–15**, um nicht so leicht aus dem Gleichgewicht zu geraten.

Was sind Säuren und Basen?

Eine Säure ist chemisch gesehen durch positiv geladene Wasserstoff-Ionen (H^+) gekennzeichnet, eine Base durch Hydroxid-Ionen, das sind negativ geladene OH-Gruppen

(OH⁻), in denen ein Wasserstoff- und ein Sauerstoff-Ion miteinander verbunden sind. Chemiker nennen diese Verbindung auch Hydroxylgruppe. Überwiegen in einer Lösung die freien H⁺-Ionen, dann ist sie sauer, sind dagegen mehr OH⁻-Ionen frei, reagiert die Flüssigkeit basisch.

Der pH-Wert

Der pH-Wert (potentia hydrogenii, Wirksamkeit des Wasserstoffs) ist das Maß für die Konzentration der Wasserstoff-Ionen in einem Liter wässriger Lösung. Die Skala des pH-Werts erstreckt sich von pH 1 – stark sauer – über pH 7 – neutral – bis pH 14 – stark basisch. Eine neutrale, also weder saure noch basische Flüssigkeit mit dem pH-Wert 7 besitzt die gleiche Menge an sauren (H⁺) wie an basischen (OH⁻)Teilchen, deren Wirkung sich ausgleicht.

Der Einfluss des pH-Werts

Schon geringe Schwankungen im Säure-Basen-Milieu können zu Symptomen und Krankheiten führen. Denn der Säuregrad im Organismus wirkt sich auf die Beschaffenheit der Eiweißmoleküle, die Struktur der Zellbestandteile und die Durchlässigkeit der

DIE PH-SKALA

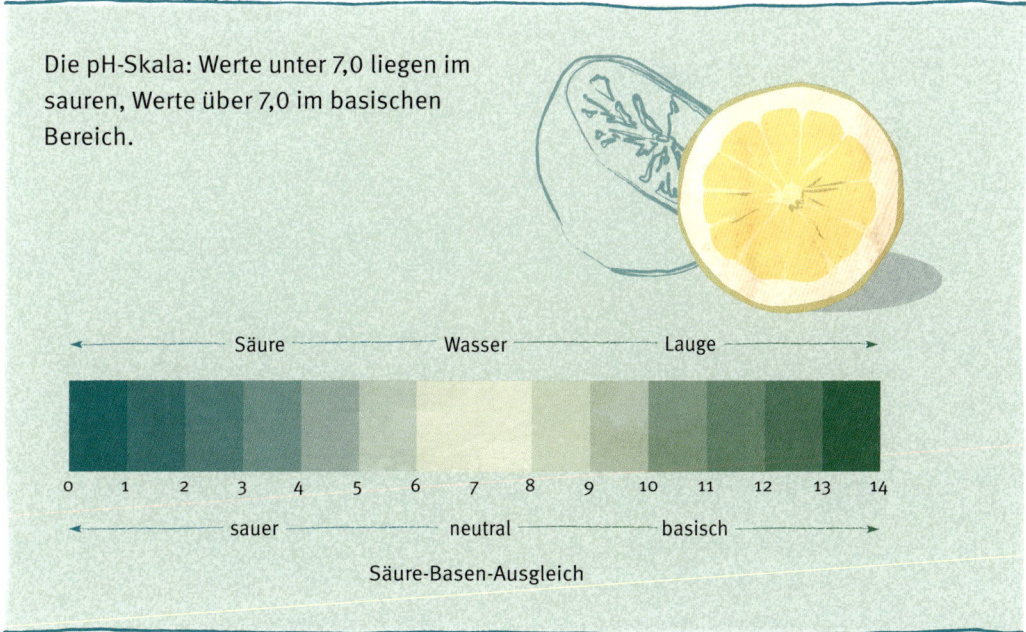

Die pH-Skala: Werte unter 7,0 liegen im sauren, Werte über 7,0 im basischen Bereich.

Membranen (Zellwände) an den Körperzellen aus. Außerdem ist er zuständig für die Wirksamkeit von Enzymen und Hormonen, für die Verteilung der Elektrolyte, der elektrisch geladenen Teilchen, in unserem Organismus sowie für den Aufbau und auch die Funktion der Gewebe zwischen den Zellen. Auch die Fließfähigkeit des Blutes wird vom Säuregrad entscheidend mit beeinflusst. Besonders wichtig ist ein gleichmäßiger pH-Wert von etwa 7,4 im Blut. Das arterielle Blut ist das Haupttransportmittel für alle möglichen chemischen Substanzen im Körper. Diese Aufgabe lässt nur einen sehr engen Schwankungsbereich zwischen 7,36 und 7,44 zu. Nur in dieser Spanne kann der Organismus optimal funktionieren.

> »Die Säure ist das Zellgift schlechthin«
>
> FRANZ XAVER MAYR

Enzymatische Reaktionen laufen im Körper am effektivsten ab, wenn der pH-Wert des jeweiligen Organs im optimalen Bereich liegt. Der Magen braucht einen pH-Wert von sauren 1,2 bis 3. Die Bauchspeicheldrüse funktioniert bei dem basischen Wert von 10 am besten. Der pH-Wert von Schweiß liegt bei etwa 5, der des Stuhls bei 6 bis 7.

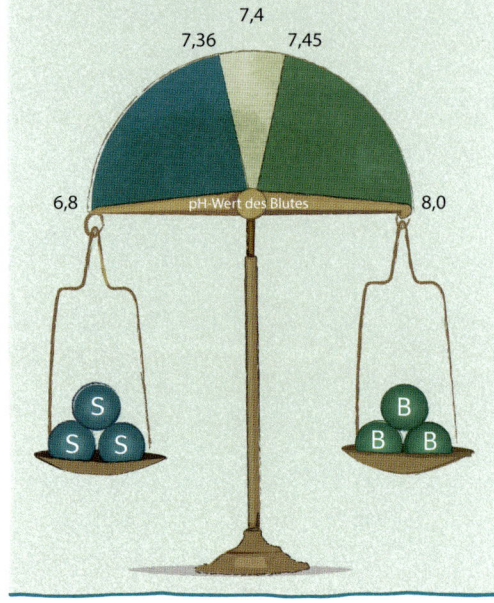

SÄUREN-BASEN-BALANCE

Bei einem ausgeglichenen Säure-Basen-Haushalt sind im Körper genauso viele Basen (B) vorhanden, wie er zur Neutralisierung der anfallenden Säuren (S) benötigt.

Die wichtigsten Regulationsmechanismen

Es gibt mehrere Schutzvorrichtungen, die sogenannten Puffersysteme, die Entgleisungen des pH-Werts in den Körperflüssigkeiten und in den Zellen nach oben oder unten – das heißt in den basischen oder sauren Bereich – ausgleichen. Zu diesen Puffersystemen gehören der Blutfarbstoff, die Bluteiweißkörper und bestimmte Zelleiweißkörper, die Säuren abfangen. Am wichtigsten aber für den Ausgleich von Säuren und Basen sind Lunge und Nieren.

Ein geringer Ausgleich kann auch mit dem Schweiß erfolgen, der über die Haut abgegeben wird. Der Magen bildet Säuren (Salzsäuren) und Basen (Natriumbikarbonat), die ebenfalls Einfluss auf die allgemeine Säure-Basen-Bilanz nehmen.

Zudem fungiert das Bindegewebe zwischen den Zellen als Säurespeicher. Auch der Leber, dem wichtigsten Verbrennungsorgan in unserem Körper, wird eine den pH-Wert regulierende Funktion zugeschrieben. Und nicht zuletzt gilt das Knochengerüst als Mineralstoffreservoir, aus dem bei Bedarf Basen entnommen werden.

Ist eines der Puffersysteme gestört, übernimmt ein anderes so weit wie möglich dessen Funktion, es kompensiert den Fehler. Ist zum Beispiel die Lunge geschädigt und kann deshalb nicht genügend Kohlendioxid abatmen, springen die Nieren mit einer verstärkten Säureausscheidung ein. Dadurch ist es manchmal schwierig, die wahre Ursache einer Entgleisung des Säure-Basen-Haushalts zu finden. Andererseits werden bei einer Erkrankung eines Organs meist andere Organe durch Überbelastung in Mitleidenschaft gezogen und erkranken ebenfalls.

Bei so vielen Sicherheitssystemen können Sie erahnen, wie außerordentlich wichtig es für einen funktionsfähigen Organismus ist, den optimalen pH-Bereich des Blutes stets aufrechtzuerhalten.

Die Organe als Säurepuffer

Säuren werden entweder über die Nahrung aufgenommen oder sie entstehen im Körper durch Stoffwechselvorgänge. Über die Nieren, die Leber, die Haut, den Darm und die Lunge werden sie abtransportiert. Überschüssige Säuren werden über verschiedene

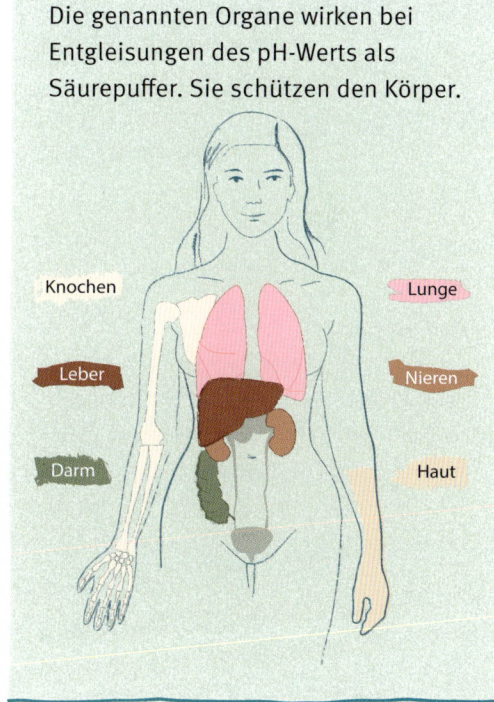

REGULIERENDE ORGANE

Die genannten Organe wirken bei Entgleisungen des pH-Werts als Säurepuffer. Sie schützen den Körper.

Knochen · Lunge · Leber · Nieren · Darm · Haut

Puffersysteme im Körper reguliert. Da vor allem die Pufferung des Blutes immens wichtig ist, sind so viele Organe ▸ siehe Seite 11 direkt oder indirekt daran beteiligt.

AUSSCHEIDUNG ÜBER DIE NIEREN

Die Nieren spielen bei der Ausscheidung von Säuren aus dem Körper eine zentrale Rolle. Denn sie verfügen über fünf verschiedene biochemische Mechanismen, die in den Säure-Basen-Haushalt eingreifen. Zum einen können sie basensparend arbeiten, indem sie bei körperlicher Übersäuerung weniger Basen in Form von Bikarbonat ausscheiden. Zum anderen können sie übermäßig angefallene Säuren in Form von H^+-Ionen vermehrt gegen Natrium- und Kalium-Ionen austauschen. Sinkt der pH-Wert des Urins unter 6,0 – wird also der Urin sauer – dann können zum Ausgleich auch organische Säuren oder saure Stickstoffverbindungen ausgeschieden werden.

WICHTIG

DIE NIEREN BRAUCHEN WASSER
Voraussetzung für das einwandfreie Arbeiten der Nieren ist immer ein reichliches Flüssigkeitsangebot, damit diese lebenswichtigen Organe übermäßig anfallende Säuren aus dem Körper spülen können.

TIPP

SÄUREN RAUSSCHWITZEN
Saunieren oder schweißtreibende Bewegung an der frischen Luft sind deshalb so gesund, weil Sie dabei neben der Stärkung des Kreislaufs viel Säure über die Lunge und über die Haut ausscheiden können. Gleichen Sie den entstandenen Flüssigkeitsverlust mit Wasser oder basisch wirkenden Getränken ▸ siehe ab Seite 53 aus, liegt bald die wesentlich günstigere Säure-Basen-Bilanz vor.

AUSSCHEIDUNG ÜBER DIE LUNGE

Über die Lunge werden Säuren in Form von Kohlendioxid, das ständig mit dem Blut herantransportiert wird, abgeatmet. Bei besonders starken Entgleisungen des Stoffwechsels, das heißt, wenn viel Säure im Körper entsteht, wird die Ausatmung gegenüber der Einatmung verstärkt, sodass mehr Säure auf diesem Weg abgegeben wird. Sie können durch Bewegung an der frischen Luft oder Atemübungen ▸ siehe ab Seite 99 bewusst Kohlendioxid abatmen.

AUSSCHEIDUNG ÜBER DIE LEBER

Die Leber ist das Kraftwerk unseres Körpers. In ihr finden viele biochemische Vorgänge statt, die dazu beitragen, uns aktiv und leis-

tungsfähig zu halten. Ist dieses Organ überbelastet oder krank, können viele Stoffwechselvorgänge nicht korrekt ablaufen, das heißt, wir vergiften von innen heraus.
Beim Abbau der durch die Nahrung aufgenommenen Eiweiße fällt Ammoniak an, das in der Leber zu Wasser und Harnstoff verstoffwechselt wird und danach ausgeschieden werden kann.

AUSSCHEIDUNG ÜBER DIE HAUT

Herrscht im Körper ein für ihn ungünstiges saures Milieu, hat er auch die Möglichkeit, über die Haut Säuren auszuscheiden. Je nach Bedarf entsteht dann ein mehr oder weniger saurer Schweiß.

AUSSCHEIDUNG ÜBER DEN DARM

Fallen zu viele Säuren an, kann der Körper versuchen, diese über den Darm auszuscheiden. Die Bauchspeicheldrüse produziert ein stark basisches Sekret, welches die Säuren im Darm puffert. Bei diesem Prozess entsteht Kohlendioxid, das über die Lungen abgeatmet wird.
Der Normbereich des pH-Werts im Darm liegt zwischen 6 und 7, das ist auch der Wert des Stuhls. Ein stärker saurer Stuhl weist nicht unbedingt auf eine Übersäuerung des Körpers hin, er kann auch eine mangelnde Basenproduktion der Bauchspeicheldrüse anzeigen. Leber und Galle beeinflussen das pH-Milieu des Darms ebenso. So kann ein sehr basischer Stuhl die Folge einer Funktionsstörung im Zusammenspiel von Darmflora (Bakterienbesiedelung des Darms), Leber, Galle und Bauchspeicheldrüse sein. Ein basischer Stuhl verweist also, wie gesagt, nicht unbedingt auf das Vorliegen eines basischen Körpermilieus.
Die Darm-pH-Werte werden von den Körpersäften und der Darmflora beeinflusst. Sie hängen auch von der Nahrungszusammensetzung, der Durchblutung, der Aufnahme

> ## INFO
>
> **MEIDEN SIE ALKOHOL!**
> Alkohol belastet den Körper in mehrfacher Hinsicht:
> - Er schädigt die Leber direkt, indem er die Zellen zerstört. Er schädigt die Leber zudem indirekt, indem die Zellen zunächst verfetten und danach absterben.
> - Er wirkt stark säuernd. Die Säureflut lässt ein für die Leber ungünstig saures pH-Milieu entstehen.
> - Er entwässert den Körper. Mit dem Wasser werden auch basische Mineralien wie Magnesium, Kalium und Kalzium ausgeschwemmt. Der Säure-Basen-Haushalt wird in den sauren Bereich verschoben. Das Blut wird dickflüssiger – mit der Folge, dass die Fließfähigkeit nachlässt.

der Nahrungsbestandteile durch die Darmzotten und von der Verweildauer des Nahrungsbreis im Darm ab. Ein träger Darm transportiert den mit Bakterien durchsetzten Nahrungsbrei zu langsam. Es kommt zu Fäulnisbildung und Gärung. Die Folgen sind Unwohlsein, Völlegefühl und Blähungen. Ausreichend Bewegung fördert die Darmtätigkeit und beschleunigt die Darmpassage. Eine gesunde Darmflora ist für das Immunsystem von enormer Bedeutung. Sie wird von Bakterien und Pilzen gebildet, die mithelfen, den Nahrungsbrei zu verarbeiten, und auch bei der körpereigenen Vitaminproduktion behilflich sind. Funktioniert der Darm nicht einwandfrei, entstehen unmittelbar und langfristig Probleme. Diese gewissermaßen »freundlichen« Bakterien und Pilze sind auf gute Lebensbedingungen angewiesen. Können sie sich nicht optimal ansiedeln, werden sie von ihren weniger »freundlichen« Vettern, den Candida-Hefepilzen, verdrängt. Die Darmflora ist dann gestört.

DER MAGEN UND DIE VERDAUUNG

Im Magen bilden die sogenannten Belegzellen die für die Verdauung erforderlichen Säure-Ionen und geben diese in Form von Salzsäure in das Mageninnere ab. Das pH-Milieu des Magens beträgt 1,2 bis 3, ist also sehr sauer. Die Säure ist für unsere Verdauung äußerst wichtig, da nur sie den Mageninhalt in erforderlichem Maße aufspalten kann. Bei der Produktion der Magensäure entstehen zwangsläufig sehr basische Spaltprodukte (Hydrogenkarbonat), die über das Blut abtransportiert werden. Die Bauchspeicheldrüse und die Leber wiederum benötigen diese Basen, um ihre stark basischen Sekrete (Pankreassäfte und Galle) bilden zu können – sie entnehmen sie zu diesem Zweck dem Blut. Ein Teil des Hydrogenkarbonats verbleibt direkt in den Adern und wird in das bluteigene Puffersystem für den Säure-Basen-Haushalt ein-

WICHTIG

RICHTIG NEUTRALISIEREN

Viele Menschen nutzen Nahrungsergänzungsmittel und Medikamente gegen die Übersäuerung. Doch kann es zu erheblichen Verdauungsstörungen mit Magenproblemen und Durchfällen führen, wenn der Magen-pH-Wert durch unsachgemäße Einnahme von Basenmischungen neutralisiert wird. Gleichen Sie Ihren Säure-Basen-Haushalt langfristig durch eine geeignete Ernährung und nicht durch die Einnahme von Medikamenten aus. Sorgen Sie durch gesunde ballaststoffreiche Ernährung mit viel Obst und Gemüse für eine optimale Zusammensetzung Ihrer Nahrung
▶ siehe ab Seite 64.

gebaut. Der Rest kann von der Muskulatur aufgenommen werden, um die Säuredepots der Muskeln zu neutralisieren.

DIE PUFFERFUNKTION DER KNOCHEN

Die Knochen enthalten eine große Menge Kalzium, das zusammen mit Phosphor ihre Stabilität und Bruchfestigkeit garantiert. Das Knochengerüst eines Erwachsenen enthält 1 bis 1,2 kg Kalzium und etwa 1 kg Phosphor. Fallen im Blut zu viele Säuren an, die nicht mehr über die Puffersysteme ausgeglichen werden können, wird das Depot an neutralisierendem basischem Phosphat angezapft, um den geforderten pH-Wert zu halten. Das ausgelöste, quasi übrig gebliebene Kalzium wird ausgeschieden und ist für die Knochenstabilität verloren.

TIPP

HILFE FÜR DIE KNOCHEN

Neben einem ausgeglichenen Säure-Basen-Haushalt sorgt auch regelmäßige sportliche Betätigung für stabile Knochen. Unterstützen Sie die körpereigene Vitamin-D-Produktion, indem Sie Ihre Haut wohldosiert der Sonne aussetzen. Zögern Sie den altersbedingten Knochenabbau zudem durch geeignete Ernährung ▶ **siehe ab Seite 25** hinaus.

OSTEOPOROSE

Die Abbildung zeigt einen gesunden Knochen (oben) und einen an Osteoporose erkrankten (unten).

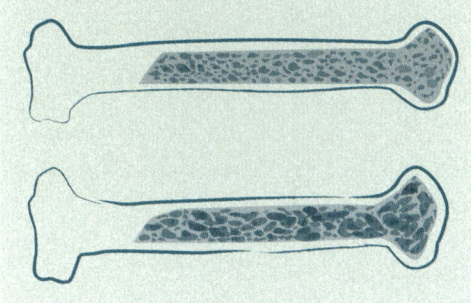

Ausgeschiedenes Kalzium muss durch neu aufgenommenes ersetzt werden. Die Kalziumaufnahme findet im Dünndarm statt und wird durch das aktive Vitamin D gesteuert. Leider kann Vitamin D in saurem Milieu nicht aktiviert werden, da der dafür nötige, komplizierte hormonelle Stoffwechselvorgang unter diesen Umständen nicht ablaufen kann. So geht durch die chronische Übersäuerung nicht nur vermehrt Kalzium verloren, sondern es kann auch weniger Kalzium aufgenommen werden. Die dauerhafte Übersäuerung geht so langfristig mit einer Entmineralisierung der Knochen einher und bildet ein erhebliches Risiko, an Knochenschwund (Osteoporose) zu erkranken. Diese Krankheit zeigt sich dann insbesondere bei älteren Menschen.

Die Geschichte des Säure-Basen-Haushalts

In der Naturheilkunde ist der Ausgleich des Säure-Basen-Haushalts die Grundlage der Behandlung. Schon Paracelsus erkannte im 15. Jahrhundert die Wichtigkeit vollwertiger, naturnaher Lebensmittel, die unsere Körpersäfte stärken. Seither haben viele Ärzte und Heilpraktiker Lehren und Methoden entwickelt, die das Säure-Basen-Gleichgewicht im Auge haben.

Ernährung – das A & O

Um 1900 erarbeitete der österreichische Arzt Dr. Franz Xaver Mayr Fundamentales über die Verdauungslehre und wies dabei immer wieder auf den Ausgleich des Säure-Basen-Haushalts hin. Bis heute sind seine Lehre und vor allem die sogenannte Mayr-Kur bekannt, bei der man so isst, dass der Darm entlastet wird und sich erholen kann. Durch Franz Xaver Mayr wurde insbesondere auf die wesentliche Bedeutung des gründlichen Kauens und Einspeichelns der Nahrung hingewiesen, da auch dies die Verdauung und somit die Gesundheit entscheidend fördert. In den Zwanzigerjahren des 20. Jahrhunderts brachte Ragnar Berg, ein schwedischer Ernährungsforscher, den Mineralstoffwechsel und die Spurenelemente in den Mittelpunkt der Diskussion. Schon damals wurde über den Sinn und Unsinn von Säuren und deren Umsetzung bei der Ernährung heftig diskutiert. Auch die Forschungen von Ernährungs- beziehungsweise Säure-Basen-Pionieren wie Maximilian Bircher-Benner oder Friedrich Sander ergaben zwar eindeutig die Wichtigkeit eines ausgeglichenen Säure-Basen-Haushalts, konnten aber den geforderten endgültigen wissenschaftlichen Nachweis dafür nicht liefern.

INFO

ZU UNRECHT VERNACHLÄSSIGT

Der Ausgleich des Säure-Basen-Haushalts wurde in der Schulmedizin viel zu lange vernachlässigt, aber teilweise sogar auch in der Naturheilkunde. Und das, obwohl die Lebensweise der westlichen Welt – viel Sitzen, wenig frische Luft, Fast-Food-Ernährung – eine Übersäuerung des menschlichen Körpers stark begünstigt.

»Wir haben es nicht mit Krankheiten zu tun, sondern mit Fehlern in der Lebensführung.«

ARE WAERLAND

Domäne der Naturheilkunde

Seither ist die Lebensweise in unserer modernen Gesellschaft weiterhin in die saure Richtung gerückt. Die schleichende, krank machende Übersäuerung (chronisch-metabolische Azidose) ist jedoch ein Begriff der Naturheilkunde und der Ganzheitsmedizin geblieben. Heilpraktiker oder naturheilkundlich ausgerichtete Ärzte geben ihren Patienten häufig Hinweise darauf, wie sie sich gesund ernähren, ausreichend bewegen und insgesamt ihre Säure-Basen-Balance positiv beeinflussen können. Die Schulmedizin dagegen beschäftigt sich bis heute fast nur mit kompletten Entgleisungen des Stoffwechsels, bei denen extreme Säure-Basen-Verschiebungen intensivmedizinisch behandelt werden müssen ▸ siehe ab Seite 18.

Die Übersäuerungsformen

Grundsätzlich unterscheidet man zwischen zwei Arten von Übersäuerung: der akuten Übersäuerung (Azidose) und der schleichenden oder latenten Übersäuerung ▸ siehe Seite 18. Die akute Form der Übersäuerung ist eine ernste Stoffwechselentgleisung. Sie kann zum Beispiel durch schwere Erkrankungen, Vergiftungen oder einen Kreislaufzusammenbruch hervorgerufen werden. Die schleichende Übersäuerung degegen kann über Jahre oder gar Jahrzehnte hinweg unbemerkt ihr unheilvolles Werk vorantreiben und schließlich chronisch werden kann. Sie ist im Wesentlichen mitverantwortlich für einen großen Teil unserer weitverbreiteten Zivilisationskrankheiten, mehr dazu ab Seite 46.

INFO

DIE BEDEUTUNG DER SÄURE-BASEN-BALANCE

- Die Säure-Basen-Balance ist nicht – wie viele meinen – eine spezielle Diätform, sondern die wohl überdachte Ernährungsform für ein gesundes, langes und zufriedenes Leben.
- Die Säure-Basen-Balance ist ein wesentlicher Anti-Aging-Faktor, also wichtig bei dem Bestreben, der Degeneration des Körpers entgegenzuwirken und im Alter noch fit zu sein.
- Die Säure-Basen-Balance ist kein modischer Trend für Ernährungsbewusste. Denn viele Menschen leiden an den Folgen der chronischen Übersäuerung, weil die moderne Lebensweise und das heutige Essverhalten eine Menge säuernder Elemente enthalten. Auch gesunde Menschen sollten sich also um ihren Säure-Basen-Haushalt kümmern, damit Symptome gar nicht erst auftauchen.

DIE ARTEN DER ÜBERSÄUERUNG

Übersäuerung ist nicht gleich Übersäuerung.
Man unterscheidet zwischen latent, chronisch-latent und akut (Notfall!).
Am besten ist natürlich der Sollzustand.

Der Sollzustand: Die Säure-Basen-Balance steht für den optimalen Zustand der pH-Wert-Regulation. Keines der Puffersysteme ▶ **siehe dazu Seite 10–15** ist überlastet oder gar erschöpft. Die durch die Nahrung und die Abbauprodukte des Körpers anfallenden Säuren werden durch die mit der Nahrung zugeführten basischen Elemente neutralisiert. Bei einer kurzfristigen Übersäuerung stehen alle Puffersysteme zur Verfügung, um das Säure-Basen-Gleichgewicht wiederherzustellen.

Latente Übersäuerung: Kommen durch unsere Lebensweise vermehrt Säuren in den Körper und reichen die Basen nicht aus, sie zu neutralisieren, müssen die körpereigenen Puffersysteme Leber, Lunge, Darm, Nieren, Haut und Knochen aktiv werden. Es entsteht eine latente Übersäuerung. Das Gleichgewicht ist leicht gestört. Der Körper versucht, die Säuren über die Puffersysteme auszuscheiden oder zu neutralisieren. Dabei wird Knochensubstanz abgebaut, um puffernde Basen freizusetzen, und in der Muskulatur werden Säuredepots angelegt, die zu schmerzhaften Veränderungen im Bindegewebe führen.

Chronisch-latente Übersäuerung: Hält diese Situation über Jahre an, entwickelt sich eine chronisch-latente Übersäuerung oder chronisch-metabolische Azidose. Die Puffersysteme sind permanent überlastet und ihr Potenzial erschöpft sich allmählich. Sind dann bereits Folgen einer Übersäuerung aufgetreten und ist es zu entsprechenden Beschwerden gekommen ▶ **siehe ab Seite 44**, führt der Weg zur Gesundung nur über den langfristigen Ausgleich des pH-Werts.

Akute Übersäuerung: Nun sind alle Puffer im Körper aufgebraucht. Das Krankheitsbild geht mit einem anhaltenden tiefen Ein- und Ausatmen einher. Damit versucht der Körper, die Säuren über die Lunge doch noch loszuwerden. Dieser Zustand des entgleisten Säure-Basen-Haushalts stellt einen Notfall dar, der unbedingt intensivmedizinisch behandelt werden muss.

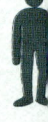

Das Gegenteil der Übersäuerung – die Alkalose

Unter Alkalose versteht man eine übermäßig basische Stoffwechsellage (pH-Wert des Blutes über 7,5). Normalerweise gleichen die Säuredepots und die durch den Stoffwechsel anfallenden Säuren die Verschiebung in den basischen oder alkalischen Bereich sofort aus. Sollte der eher seltene Zustand eintreten, dass die Reserven und Puffersysteme nicht ausreichen, droht auch hier die akute Entgleisung, ein Übergewicht der Basen. Da unser Organismus nur einen sehr engen Bereich akzeptiert, führt auch dieser Zustand zu ernsten Beschwerden, die sofort behandelt werden müssen. Gründe für eine Alkalose sind beispielsweise Hyperventilation, unstillbares Erbrechen oder eine Natriumbikarbonat-Überdosierung.

Bei der Hyperventilation kommt es zu einer beschleunigten Atmung. Meist liegen die Gründe dafür im psychischen Bereich (zum Beispiel Panikattacken). Durch die erhöhte Atemfrequenz wird zu viel Kohlensäure abgeatmet. Die Folge ist ein Säure-Basen-Missverhältnis, das zu Kribbeln und Zittern der Hände und Füße, zu Krämpfen der Handmuskulatur und zu Herzrasen führt. Die Beschwerden sind meist von einem starken Angstgefühl begleitet oder verstärken dieses. Sprechen Sie auf die hyperventilierende Person beruhigend ein und fordern Sie sie auf, langsam und verringert zu atmen. Es kann auch hilfreich sein, die ausgeatmete Luft unter Zuhilfenahme eines Plastikbeutels erneut einzuatmen. Außerdem ist die Gabe von Kalzium sehr hilfreich.

Kalzium-Brausetabletten sind starke Helfer bei Alkalose infolge von Hyperventilation.

Es sollte aber auch unbedingt ein Arzt verständigt werden.

Bei starkem, unstillbarem Erbrechen verliert der Körper große Mengen an Säure. Sind die Pufferreserven erschöpft, kommt es zum Ungleichgewicht, das durch eine Infusionsbehandlung ausgeglichen werden muss. Betroffene Patienten müssen stationär überwacht werden.

Eine **unkontrollierte Einnahme von Natriumbikarbonat** kann den Säure-Basen-Haushalt ebenfalls zum Entgleisen bringen. An dieser Stelle sei besonders darauf hingewiesen, dass die auf den Beipackzetteln für die entsprechenden Produkte vermerkte Dosierung der im Handel erhältlichen Basenpräparate nie ohne Absprache mit dem Arzt oder Therapeuten geändert werden sollte. Die Wahl des Produkts und der Darreichungsform sowie die Dosierung müssen unbedingt ganz individuell den Erfordernissen jedes einzelnen Patienten angepasst sein.

Den Säure-Basen-Stand messen

Wegen der ausgezeichneten Pufferung – außer bei extremen Stoffwechselentgleisungen ▶ siehe Seite 19 – bleibt der pH-Wert im Blut immer konstant. Im Speichel und im Urin allerdings finden sich im Tagesverlauf deutliche Schwankungen. Diese Körperflüssigkeiten können Sie recht einfach selbst beobachten. Welcher pH-Wert hingegen tatsächlich direkt in der Umgebung der Zellen und in den Zellen herrscht, kann nur mit komplizierten Messungen festgestellt werden.

Messung im Labor

Sehr genaue Messmöglichkeiten stehen im Labor zur Verfügung. Der Arzt kann neben dem pH-Wert des Blutes auch die Pufferfähigkeit von Gewebsflüssigkeiten bestimmen. Diese Untersuchungen sind schwierig und zeitaufwendig und eigentlich nur bei einer schweren Entgleisung des Säure-Basen-Haushalts erforderlich.

Urin-pH-Messung zu Hause

Mit einer viel einfacheren, wenn auch etwas weniger genauen Messmethode können Sie selbst den Säuregrad Ihrer Körperflüssigkeiten feststellen: mit einem in jeder Apotheke erhältlichen Teststreifen zur Urin-pH-Messung. Der Teststreifen sollte einen pH-Bereich von 5,0 bis 8,0 abdecken, die verschiedenen pH-Stufen sollten durch deutliche Verfärbung des Papiers gut erkennbar sein. In der Praxis habe ich optimale Erfahrungen mit einem Endlosteststreifen aus einem praktischen Papierspender mit aufgedruckter Farbskala gemacht. Dieser Streifen besteht aus zwei Komponenten: einem sich blaugrün und einem sich rotviolett verfärbenden Bereich. Damit lassen sich auch kleinste pH-Schwankungen des Urins testen. Ähnlich gut sind einzelne Teststreifen, die in einem kleinen Heftchen zusammengefügt sind. Hier findet sich ebenfalls eine Farbpalette zum vergleichenden Ablesen des eigenen pH-Werts. Es soll an dieser Stelle kein bestimmtes Produkt favorisiert werden. Bitte lassen Sie sich in Ihrer Apotheke beraten.

KINDERLEICHTE MESSUNG

Zur Messung können Sie das pH-Papier entweder direkt kurz in den Urinstrahl halten oder zunächst den Urin in einem Gefäß auffangen und den Teststreifen dann eintau-

> **WICHTIG**
>
> **DEN ARZT KONSULTIEREN**
> Wenn Ihre eigenen Messungen sehr große Abweichungen von der »optimalen Kurve« ergeben, kann der Gang zum Arzt wichtig sein. Er wird dann eventuell die aufwendigeren Labormessungen durchführen.

DER SÄURE-BASEN-HAUSHALT

DIE MESSZEITEN

Die idealen Messzeiten können sich, je nachdem, wann Sie Ihre Mahlzeiten einnehmen, etwas verschieben.

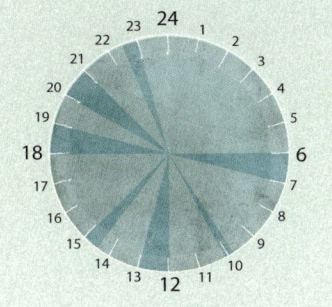

chen – allerdings sollte auch das nur kurz erfolgen, damit das Ergebnis nicht verfälscht wird. Vergleichen Sie die Farbveränderung innerhalb von zwei Minuten mit der Farbskala, die den Teststreifen beigefügt ist, und lesen Sie Ihren aktuellen pH-Wert ab. Ziehen Sie aber noch keine Rückschlüsse aus einer einzigen Messung.

DER RICHTIGE URIN-PH-WERT

Im Gegensatz zum Blut, dessen pH-Wert konstant bleiben muss, ändert sich der pH-Wert des Urins ständig. So sind Messwerte von 5,0 bis 8,0 möglich – also der gesamte Messbereich Ihres pH-Papiers –, ohne dass sofort auf eine chronische Übersäuerung geschlossen werden kann. Denn wie unser Biorhythmus den Tages- und Nachtzeiten unterworfen ist, so sind auch bei Menschen, die im völligen Säure-Basen-Gleichgewicht leben, diese Schwankungsbereiche normal. Am frühen Morgen bewegt sich der normale Wert in niedrigen Bereichen, nämlich bei 5,0 bis 6,5. In der Nacht wurden viele Säuren in den Harn geleitet, weil sich die Organe dieser Überschüsse schnellstmöglich entledigen. Außerdem gab es in der Nacht keine Nahrung, die Basenfluten hätte auslösen können. Nach den Mahlzeiten des Tages, vor allem wenn diese basisch sind, wird der Messwert steigen.

Das Tagesprofil

Mit einem einzigen pH-Wert eines Tages können Sie auf keinen Fall Rückschlüsse auf die Gesamtstoffwechsellage ziehen. Es ist daher sinnvoll, über ein paar Tage hinweg mehrere Messungen durchzuführen und die Ergebnisse sorgfältig in ein Tagesprofildiagramm einzutragen.

> Indem Sie mit den pH-Wert-Messungen beginnen, fangen Sie an, aktiv für Ihre Gesundheit zu sorgen.

Siebenmal am Tag sollten Sie messen, um einen verwertbaren Überblick zu erhalten. Die Zeiten, die sich dafür empfehlen, sind die folgenden:

- vor dem Frühstück (6.00 bis 7.00 Uhr)
- nach dem Frühstück (etwa um 10.00 Uhr)
- vor dem Mittagessen (12.00 bis 13.00 Uhr)
- nach dem Mittagessen (15.00 bis 16.00 Uhr)
- vor dem Abendessen (18.00 bis 19.00 Uhr)
- nach dem Abendessen (20.00 bis 21.00 Uhr)
- kurz vor dem Schlafengehen

Dies sind aber nur Empfehlungen. Wenn Ihre Essenszeiten anders liegen, dann verschieben sich die Messzeiten entsprechend. Liegt der pH-Wert vor dem Frühstück und kurz vor dem Schlafengehen unter 6, ist dies kein Grund zur Besorgnis, sondern – wie bereits beschrieben – Zeichen eines normalen Tages- beziehungsweise Nachtrhythmus. Nach den Mahlzeiten sollten sich die Werte jedoch 7,4 annähern oder diesen Wert überschreiten.

Gesunde Schwankungen

In der folgenden Grafik können Sie sehr gut die Schwankungen des pH-Wertes im Tagesverlauf erkennen. Dunkel markiert ist der Idealbereich. Diese Kurve zeigt auch, dass es zu jeder Tageszeit nicht nur einen Idealwert gibt, sondern dass die Spannbreite ziemlich groß sein kann.

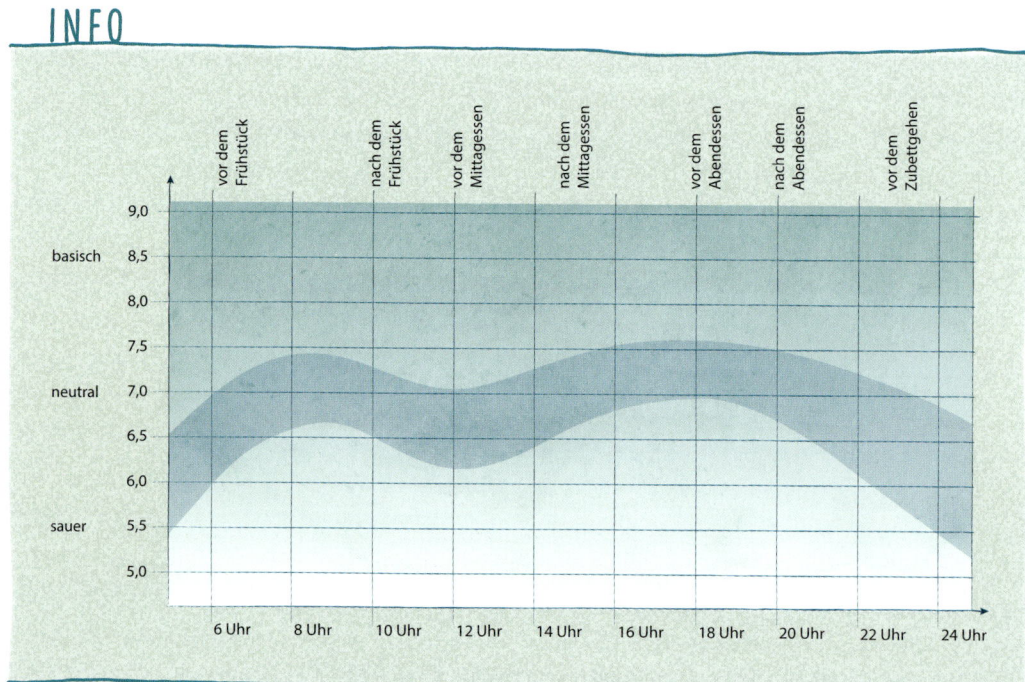

INFO

OFT GEFRAGT

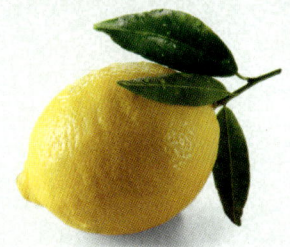

Muss man sich beim Messen strikt an die Uhrzeiten halten?

Nein, die Uhrzeiten sind nur eine Empfehlung. Sie können die Messung Ihrer Tagesplanung entsprechend durchführen. Auch die Anzahl der Messungen ist sehr individuell. Je nach Wunsch können Sie eine Messreihe mit mehreren Kontrollen an einem Tag oder aber einzelne Messungen an verschiedenen Tagen zu verschiedenen Uhrzeiten durchführen. Entscheiden Sie selbst, was am besten für Sie passt.

Darf ich an diesem Tag nur drei Mahlzeiten zu mir nehmen oder darf ich zwischendurch auch etwas essen oder naschen?

Man sollte ohnehin täglich drei Haupt- und zwei Zwischenmahlzeiten bevorzugen. Um ein korrektes Bild zu erhalten, sollten Sie an den Tagen, an denen Sie den Urin kontrollieren, nicht von Ihren üblichen Ernährungsgewohnheiten abweichen.

Gibt es Präparate, die man am Testtag oder am Tag zuvor auf keinen Fall einnehmen sollte, weil sie das Testergebnis verfälschen könnten?

Wenn man genau wissen möchte, ob man sich in der Säure-Basen-Balance befindet, ist es ratsam, auf basische Nahrungsergänzungsmittel in Form von Tabletten oder Pulver zu verzichten. Ist die Balance nämlich ausschließlich durch Tabletten hergestellt worden, bedarf es einer Korrektur der Ernährung. Die reelle Säure-Basen-Lage erfährt man nur, wenn man ohne die Gabe von Zusätzen misst.

Haben Medikamente einen Einfluss auf den Säure-Basen-Haushalt?

Medikamente können säuernd wirken. Dies trifft beispielsweise auf die Acetylsalicylsäure (beispielsweise Aspirin) zu. Die Einnahme sollte vor Messungen vermieden werden, es sei denn, Aspirin wird dauerhaft eingenommen. Dann gilt es, trotz des Arzneimittels die Säure-Basen-Balance zu erreichen. Hatten Sie auf die Einnahme von Antibiotika hin Durchfall, ist es bis zur Wiederherstellung der Darmflora wenig sinnvoll, zu messen, weil der Durchfall säuert. Bei chronischen Harnwegsinfekten stehen Urologen Medikamente zur Verfügung, die das häufige Wiederkehren der Infekte verhindern, indem sie den Urin säuern. Dadurch soll die Vermehrung von Bakterien eingeschränkt werden. Bei Einnahme von Substanzen, die den Urin säuern, erübrigt sich eine Messung des pH-Werts.

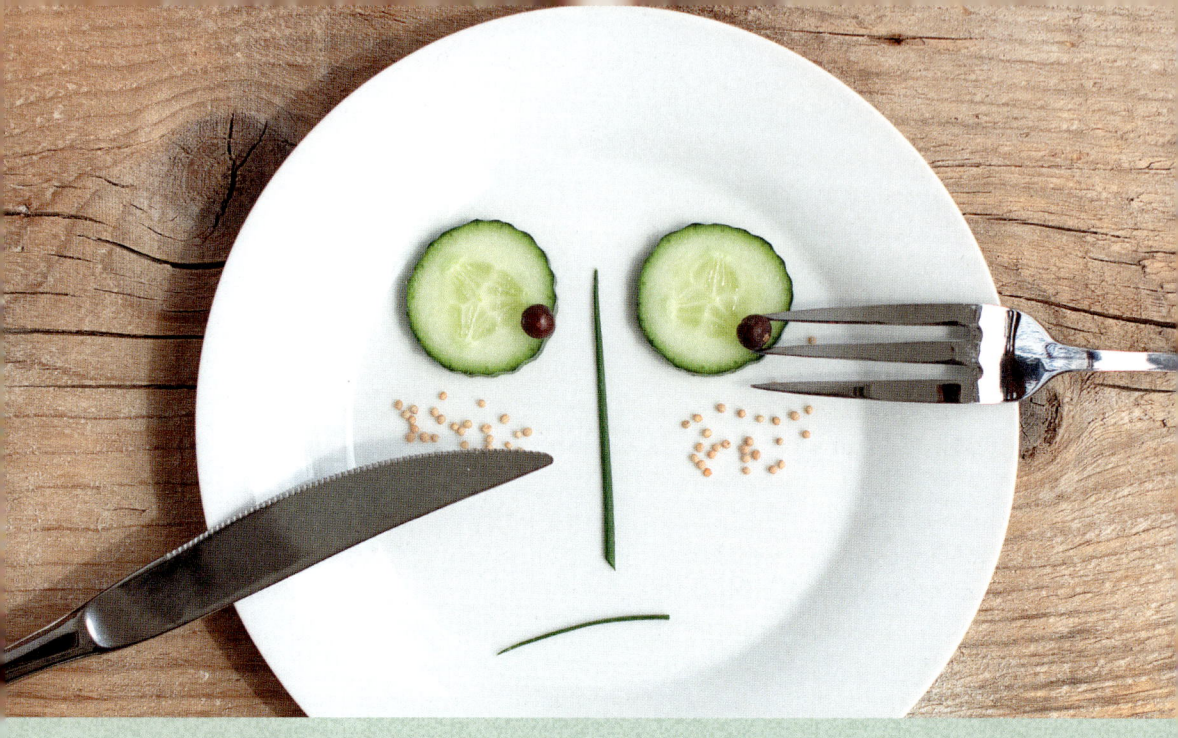

WAS BEEINFLUSST DIE SÄURE-BASEN-BALANCE?

Wie in einem Heizkraftwerk fallen in unserem Körper durch Verbrennung, also durch Verstoffwechselung der Nahrung, die Stoffwechselschlacken an, die abtransportiert und ausgeschieden werden müssen. Bleiben zu viele Stoffwechselschlacken in den Organen, sei es wegen zu schneller Zufuhr oder einer körperlichen Fehlfunktion, gerät der gesamte Säure-Basen-Haushalt aus dem Gleichgewicht.

Sie können die Balance beeinflussen

Den Ausgleich zwischen sauren und basischen Verhältnissen steuern vor allem die körperlichen Ausscheidungswege ▶ siehe Seite 10–15. Wir haben jedoch die Möglichkeit, in diesen Haushalt einzugreifen, nämlich über die Ernährung, die Bewegung und die Lebensweise.

Die Ernährung

In der westlichen Welt ist es nicht leicht, sein Säure-Basen-Gleichgewicht zu halten. Fast Food, Alkohol und das Naschen zu vieler Süßigkeiten überfluten den Körper mit Säuren. Neben Blut, Lungen und Nieren mit ihren regulierenden Funktionen übt die Ernährung den wohl wichtigsten Einfluss auf den Säure-Basen-Haushalt aus.

DIE NAHRUNG

Die Lebensmittel werden in Säure- und Basenbildner aufgeteilt, je nachdem, ob ein basisches oder ein saures Endprodukt nach der Verarbeitung im Körper anfällt. Mineralstoffe und Spurenelemente wirken in diesem Sinne basisch, während Eiweiße und Kohlenhydrate die Säurebildung verstärken ▶ siehe Tabelle Seite 68/69. Tierisches Eiweiß führt im Magen zu noch stärkerer Salzsäureausschüttung als pflanzliches.

Generell kann man sagen, dass auf unserem Speisezettel heute zu viele säurebildende Kohlenhydrate und Eiweiße und zu wenige basenbildende Gemüse- und Obstsorten stehen. Die täglich verzehrte Menge an Zucker, Weißmehl und Fleisch steht meist im Missverhältnis zu der Menge an Gemüse und Obst. Neben der Eiweiß- und Kohlenhydratüberernährung tragen Genussmittel wie Alkohol, Kaffee, schwarzer Tee (wenn er kürzer als vier Minuten gezogen hat), koffeinhaltige Limonaden und Nikotin noch zusätzlich zur chronischen Übersäuerung bei.

> **INFO**
>
> **GESTÖRTE DARMFLORA**
> Eine durch Umweltgifte, Arzneimittel, Fehlernährung und säurebildende Lebensmittel gestörte Darmflora wird letztlich zu gestörten Stoffwechselabläufen und einem dadurch belasteten Organismus führen. Daher ist der Aufbau der Darmflora stets wesentlich für die Genesung. Hierbei kann Sie Ihr Therapeut unterstützen.

Die von unseren Vorfahren ererbten Anlagen, wie die Nahrung verstoffwechselt wird, fordern eine basische Ernährungsweise. Dies passt leider nicht zur heutigen Kostform. Unsere Gene sind nicht an die gängige Nahrungszusammensetzung angepasst und der Säure-Basen-Haushalt reagiert mit einem entsprechenden Ungleichgewicht. Unsere Vorfahren hatten weder Fleisch und Käse noch Zucker und Fette in Hülle und Fülle zur Verfügung. Sie gingen zwar auf die Jagd, um Fleisch und damit das notwendige Eiweiß zu bekommen, nahmen jedoch überwiegend basenreiche Samen, Nüsse und Pflanzen zu sich. Gerade diese Zutaten aber essen die meisten von uns heute leider viel zu wenig. (Weitere basisch wirkende Lebensmittel finden Sie in der Tabelle auf Seite 68/69.)

DIE GETRÄNKE

Die empfohlene tägliche Mindesttrinkmenge von 1,5 bis 2 Liter Flüssigkeit, die für ein ausgeglichenes Säure-Basen-Verhältnis notwendig ist, wird von den meisten Menschen massiv unterschritten, sodass die Nieren gar nicht in der Lage sind, die erforderlichen Mengen an Schlackenstoffen auszuschwemmen. Außerdem werden anstelle des basenbildenden oder gar basenenthaltenden Mineralwassers Kaffee, hoch konzentrierte und mit Zuckerzusätzen versehene Obstsäfte, Alkohol oder Limonaden getrunken, die den Körper übersäuern.

Die Bewegung

Ein ausgeglichenes körperliches Training hilft dem gesamten Organismus. Das Herz-Kreislauf-System, das Binde- und Stützgewebe, die Haut und die Lungen werden bei angemessener körperlicher Bewegung angeregt und gestärkt. Auch der Darm ist in seiner Funktionsfähigkeit von körperlicher Bewegung abhängig.

Bei der körperlichen Tätigkeit wird Kohlensäure über die Lunge abgeatmet. Wurden ausreichend Basen über die Kost aufgenommen, stehen sie jederzeit zur Verfügung, die Plätze der abgeatmeten Säuren zu besetzen. Auch der Abtransport der Milchsäure aus der Muskulatur wird beschleunigt. Daher ist es empfehlenswert, vor körperlicher Betätigung basische Lebensmittel zu essen, um einen ausreichenden Vorrat anzulegen.

Schwitzen sollten Sie übrigens nicht als abstoßende Erscheinung bewerten, sondern als eine wertvolle körpereigene Fähigkeit, Giftstoffe auszuleiten. Mit dem Schweiß – egal ob bei Bewegung und Sport oder in der Sauna – werden Schlackenstoffe abgegeben, die Haut wird gereinigt und erhält dank der vermehrten Durchblutung auch ein besseres Aussehen. Wenn Sie allerdings Ihr Training übertreiben und Ihren Körper damit überlasten, dann werden Ihre Regulationsmechanismen ▸ siehe Seite 10–15 bald überfordert. Das führt zu meist lokalen Übersäuerungszuständen, die Sie als Muskelschmerzen oder gar Krämpfe in den Muskeln spüren.

Die Lebensweise

Es ist wichtig, unseren Körper und unsere Seele als Ganzes zu sehen. Nur so können wir ein Gleichgewicht herstellen, bei dem wir die Säure-Basen-Balance erreichen und erhalten können. Seelische Hochspannung

> **TIPP**
>
> **VIEL TRINKEN**
>
> Es klingt so simpel, wie es ist: Trinken Sie viel. Damit geben Sie dem Körper die Möglichkeit, überschüssige Säuren auszuschwemmen. Besonders geeignet ist kohlensäurefreies Mineralwasser.

vergiftet im wahrsten Sinn des Wortes den Organismus, sie lässt ihn sauer werden. Nicht nur, weil wir innerlich übersäuern, sondern auch, weil wir uns in Zeiten der Bedrängnis schlechter ernähren und je nach Typ zu wenig oder zu viel essen. Wir muntern uns in solchen Situationen mit Seelentröstern wie Süßigkeiten, Zigaretten und Alkohol auf und verstärken unser Leid durch Mangel- oder Fehlernährung. Entspannung statt Stress ist also angesagt, wenn es um die Säure-Basen-Balance geht.

Auf Seite 58 finden Sie einen Überblick über geeignete Entspannungsverfahren.

Die Säure-Basen-Balance im Lebenslauf

Während der Schwangerschaft wird das Kind über die Mutter mit allen wichtigen Stoffen für eine gesunde Entwicklung versorgt. Gemüse, Salat, Obst, Kartoffeln, Fisch, etwas Fleisch – diese abwechslungsreiche Kost ist reich an Vitaminen, Mineralien und Vitalstoffen und jeder werdenden Mutter zu empfehlen.

Säuglinge und Kleinkinder

Spätestens nach der Geburt muss der Säugling direkt eine geeignete Nahrung erhalten, am besten Muttermilch. Die Nieren eines Babys können den Mineralstoff- und Säure-Basen-Haushalt noch nicht regulieren. Die Muttermilch hat deshalb einen Säuregrad, der den Stoffwechsel nicht belastet – was daran deutlich sichtbar wird, dass der pH-Wert des Urins bei gestillten Kindern bei 8,0 bis 8,5 liegt, also weit im basischen Bereich. Muttermilch ist die optimale Ernährung für Neugeborene.

Wächst das Kind heran, ist in den ersten Jahren die Ernährung fremdbestimmt. In diesem Alter beginnt die geschmackliche Prägung. Achten Sie deshalb auf eine basenreiche Ernährung. Sehr wichtig ist, dass Kinder lernen, wie schön es ist, mit Freude zu kochen, das Essen zu genießen, am Tisch zu sitzen, zu lachen, Zeit für die Familie und Freunde zu haben. Sie entwickeln dadurch einen natürlichen Spaß an einer gesunden gemeinsamen Mahlzeit.

Die Jugend – saure Jahre?

Mit zunehmendem Alter werden die Kinder in der Auswahl der Speisen selbstbestimmter. Leider entwickeln sich viele ernährungstechnisch in die »saure« Richtung: Limo, Schokolade, Pudding, Pizza, Nudeln … prima! Kartoffeln, Obst, Gemüse, Mineralwasser … nein danke!

Vor, in und kurz nach der Pubertät sind wohl die sauersten Jahre. Alles wird infrage gestellt, bezweifelt, selbst erfahren, verworfen …! Wer kennt das nicht von seiner eigenen Jugend: Der Körper braucht dringend genügend Potenzial für das Wachstum und die hormonelle Entwicklung. Was aber wird geliefert? Cola, Hamburger, Nikotin, Alkohol, Chips und Co. Meist sucht man in diesem Alter nicht gerade nach basischen Anteilen in der Nahrung.

Pubertierende brauchen viel Zuwendung, Geduld und Einfühlungsvermögen. Man darf die Jugendlichen aber nicht unterschätzen. Sie nehmen sachliche Erklärungen gerne an. Nörgeleien dagegen lassen die Teens oft genau das Gegenteil dessen machen, was vernünftig ist.

Das Erwachsenenalter

Diese Lebensphase bringt dann mehr Ruhe und Stabilität. Die Wechseljahre schließlich machen das Leben vieler Frauen wieder unruhig. Durch die natürliche Abnahme des Hormonspiegels (Östrogenmangel) kann es zu Stimmungs- und Blutdruckschwankungen, Schweißausbrüchen und vielem mehr kommen. Da Östrogene den Aufbau des Knochens fördern, fehlt dieser hormonelle Reiz in zunehmendem Maße. Der bewusste Umgang mit der Säure-Basen-Balance ist besonders in den Jahren der Umstellung sehr hilfreich und wegweisend für das Alter.

> Können wir an dem einen oder anderen Problem nichts ändern, ist es umso wichtiger, auf die Säure-Basen-Balance zu achten.

Säure-Basen-Balance im Alter

Im Lauf des Lebens festigen sich die Ernährungsgewohnheiten und die Nahrungsumstellung fällt im Lauf der Jahre immer schwerer – dennoch sollte sie versucht werden.

INFO

NEGATVIE EINFLÜSSE AUF DIE SÄURE-BASEN-BALANCE IM ALTER

- Nachlassendes Durstgefühl
- Gebissprobleme, fehlendes Kauen und Einspeicheln
- Ernährung mit zu wenig Ballaststoffen
- Träge Verdauung
- Mangelnde Bewegung
- Lichtmangel
- Lungenschwäche, flache Atmung
- Säurebildung fördernde Erkrankungen, Zustände und Situationen ▶ siehe Seite 32 und 46–50.
- Unvermögen, sich selbst zu versorgen (Essen aus Großküchen)
- Einnahme von Arzneimitteln
- Stress durch Schmerz, Krankheit, Alleinsein und Trauer

Denn im Alter nimmt die Pufferkapazität des Blutes leider ab. Es kann die Säuren zunehmend schlechter neutralisieren. Die Knochenspeicher an neutralisierenden Phosphaten nehmen im Falle einer fortgeschrittenen Osteoporose ab, sie stehen als Puffer nicht mehr zur Verfügung – die Pufferkapazität sinkt.

Gründe, der Übersäuerung entgegenzuwirken

Neue Erkenntnisse der Ernährungswissenschaften sollten auch im Alter nie als »Mode« abgetan, sondern immer in eine dem momentanen Stand des Wissens entsprechende Ernährung umgesetzt werden. Wichtig ist aber vor allem auch, beizeiten vorzusorgen, um sich den Lebensabend zu erleichtern. Andernfalls kann das vielfältige negative Auswirkungen auf Ihre Gesundheit haben.

Auswirkung der Übersäuerung auf die Knochen

Das Knochengerüst bildet den wichtigsten Mineralstoff- und Basenspeicher unseres Körpers. Wie wir auf Seite 15 (»Die Pufferfunktion der Knochen«) gesehen haben, begünstigt anhaltende Übersäuerung Knochenschwund. Bis etwa zum 35. Lebensjahr baut der Körper eines gesunden Menschen im Knochen ein stabiles Kalkgerüst auf. Danach stehen die Stagnation beziehungsweise der Abbau im Vordergrund.

Die Rückbildung wird hormonell gesteuert und bei Fehlernährung sowie mangelnder Bewegung beschleunigt. Sind in den ersten drei Jahrzehnten des Lebens die Bedingungen für einen stabilen Aufbau günstig (basisch) gewesen, steht für diesen natürlichen Prozess genügend Knochenmasse zur Verfügung. War dies nicht der Fall, verlängert sich die Aufbauphase nicht. Schlimmer noch, der Abbau schreitet schneller fort.

Aus diesem Grund sollte bei Kindern und Jugendlichen unbedingt auf die Säure-Basen-Balance geachtet werden, damit die im Wachstum befindlichen Knochen eine stabile Zukunft erhalten.

Im Alter wiederum ist die Säure-Basen-Balance umso wichtiger, je fortgeschrittener der Abbau schon ist. Der Prozess kann durch eine optimale Zufuhr an basischen Mineralien wie Magnesium, Kalium oder Kalzium und durch geeignete sportliche Aktivität verlangsamt werden ▶ **siehe Seite 103–105.**

Übersäuerung und Immunsystem

Die chronische Übersäuerung regt den Abbau von Eiweiß in unserem Körper an. Gleichzeitig kann der Aufbau von eiweißhaltigen Blutbestandteilen – das sind Immunglobuline beziehungsweise Antikörper –, die unser Immunsystem benötigt, nicht in ausreichendem Umfang stattfinden. Eine chronische Übersäuerung führt demnach zu einem Mangel an Antikörpern, also zur Schwächung unserer Abwehrkräfte.

Fast alle Eiweißkörper steuern biochemische Stoffwechselvorgänge. Sie werden durch die chronische Übersäuerung ebenfalls beeinträchtigt. Enzyme ermöglichen und fördern chemische Umsetzungen, steuern somit den Um- und Abbau der Bau- und Betriebsstoffe. Die Existenz aller Lebewesen ist von der reibungslosen Funktion der Enzyme oder deren Hilfsboten, der Co-Enzyme, elementar abhängig. Aber nur im optimalen pH-Milieu kann der Auf- und Umbau dieser Eiweißkörper ungestört ablaufen. Jede pH-Wert-Verschiebung kann sich darauf auswirken. Derzeit ist wissenschaftlich noch nicht genau erforscht, in welchem Umfang die jeweiligen Eiweißkörper in ihrer Funktion beeinträchtigt sind. Der momentane Stand der Forschung lässt jedoch vermuten, dass die chronische Übersäuerung einen massiven Störfaktor für die Funktion unseres Immunsystems darstellt. Wir müssen davon ausgehen, dass sie zu einer Abwehrschwäche führt, die unseren Körper schädigt, da Krankheitserreger nicht mehr adäquat abgewehrt werden können.

> **WICHTIG**
>
> **FORSCHEN SIE NACH!**
> Leiden Sie häufig unter Erkältungen? Abwehrschwäche durch Mangel an Antikörpern kann die Folge einer Übersäuerung sein.

Auswirkung der Übersäuerung auf Krebs

Die Entstehung von Krebs ist nicht bei allen Formen dieser schweren Erkrankung geklärt. Die unterschiedlichen Zweige der Wissenschaft liefern immer neue Details. Wie ein Mosaik, das aus vielen kleinen Steinen besteht, wird uns so ganz allmählich das Gesamtbild der Ursachen deutlich. Hierbei spielen Vererbung, Gifte wie beispielsweise Umweltgifte, Nikotin oder sogenannte Pflanzenschutzmittel in der Nahrung sowie der Alterungsprozess eines Organismus eine wichtige Rolle. Nahrungsbestandteile wie Vitamine, Spurenelemente und Mineralien sollen helfen, das tödliche Wachstum der Krebszellen zu hemmen. Antioxidantien wirken diesem oxidativen Stress entgegen. Das intakte Immunsystem erkennt Schwächen der körpereigenen Abwehr und kann diese reparieren. Die Krebszellen finden sozusagen kein Zuhause, können sich nicht an Schwachstellen anhängen und mit ihrer unheilvollen Vermehrung beginnen. Es häufen sich die Hinweise, dass im sauren Milieu die direkte Vernichtung der Krebszellen durch Killerzellen nicht mehr so gut funktioniert. Killerzellen sind Teile des Immunsystems und darauf spezialisiert, krankhaft veränderte Zellen aufzuspüren und zu vernichten. Die chronische Übersäuerung ist sicher nicht die alleinige Ursache einer Krebserkrankung, trägt aber ihren Teil dazu bei. Beim Magen-Darm-Geschwür, welches sich

> **INFO**
>
> **DIE SÄURE-BASEN-BALANCE IM HEILPROZESS**
>
> Ist es bereits zu einer Krebserkrankung gekommen, trägt die Säure-Basen-Balance dazu bei, die Rekonvaleszenz nach eventueller Operation, Chemotherapie und Bestrahlung zu unterstützen. Es sollte unbedingt größter Wert auf die Wiederherstellung des medikamentös zerstörten Immunsystems gelegt werden, die Darmflora muss wieder aufgebaut und ein Leben im Einklang von Körper, Geist und Seele und in der Säure-Basen-Balance angestrebt werden.

Teil des vegetativen, nicht willentlich beeinflussbaren Nervensystems, der den Körper auf Stresssituationen vorbereitet. Bei einer vermehrten Ausschüttung fühlen wir uns gehetzt, unruhig, nervös und leiden unter Einschlaf- und Durchschlafstörungen. Die anhaltende Unruhe, schlechter Schlaf und Reizbarkeit wirken auf Dauer sehr erschöpfend. Die notwendigen Erholungsphasen finden nicht statt, die hormonelle Lage verhindert es einfach, dass der Mensch zur Ruhe kommt. Die unvermeidlichen Folgen sind Abgeschlagenheit, rasche Ermüdbarkeit, die Leistungs- und Konzentrationsfähigkeit lässt nach, die Stimmung trübt sich ein, es können sich in dieser Situation sogar Depressionen entwickeln.

Bei Säure-Basen-Balance fühlen wir uns entspannter, ausgeglichener, die Laune steigt spürbar an, der Schlaf ist erholsam. Fröhlich und ausgeruht können wir uns mit Ausdauer unseren Vorhaben widmen.

Es lohnt sich!

Es gibt so viele Gründe, die Säure-Basen-Balance anzustreben: In einem gesunden Körper mit diesem Gleichgewicht lebt es sich wunderbar. Aber auch der kranke Körper – egal ob die Beschwerden akut oder chronisch sind – kann vom Ausgleich profitieren. Haben Sie es geschafft, über längere Zeit in Balance zu leben, brauchen Sie übrigens keinen pH-Wert mehr zu messen. Sie werden an Ihrem Befinden spüren, wo er liegt.

durch eine chronisch entzündliche Magenschleimhaut mit Geschwüren gebildet hat und langfristig zu Krebs entartet, ist der Zusammenhang zur chronischen Übersäuerung bereits gesichert.

Auswirkung der Übersäuerung auf das Nervensystem

Im übersäuerten Körper werden im Vergleich zum basischen Körper sowohl das Stresshormon Adrenalin als auch das Schilddrüsenhormon Thyroxin vermehrt ausgeschüttet. Beide Hormone wirken wie Beschleuniger, sie regen den Sympathikus an, das heißt den

URSACHEN DER ÜBERSÄUERUNG, WIRKUNG DER SÄURE-BASEN-BALANCE

DIESE ERKRANKUNGEN ODER SITUATIONEN KÖNNEN EINE ÜBERSÄUERUNG AUSLÖSEN ODER EINE BEREITS BESTEHENDE ÜBERSÄUERUNG VERSCHLIMMERN:

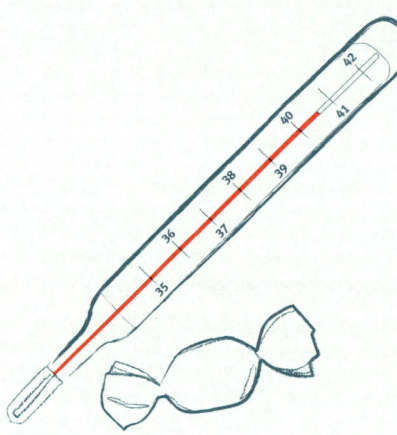

- Durchfall
- Durst
- Eiweißüberernährung
- Entgleister Diabetes
- Erbrechen
- Flüssigkeitsmangel
- Funktionsstörung der Bauchspeicheldrüse
- Hohes Fieber
- Hunger
- Langzeitfasten
- Medikamentenmissbrauch, beispielsweise von Acetylsalicylsäure
- Nierenerkrankungen und -funktionsstörungen
- Rauchen
- Schlechte Stimmung
- Schockzustände
- Stress
- Süßigkeiten
- Überbeanspruchung der Muskulatur
- Vergiftungen, beispielsweise mit Äthanol

- Ärger
- Atemprobleme
- Ballaststoffmangel
- Bewegungsmangel
- Blutarmut
- Darmprobleme
- Depressionen

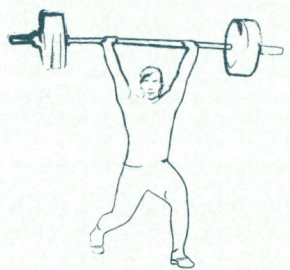

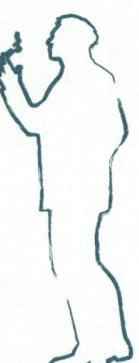

WAS BEEINFLUSST DIE SÄURE-BASEN-BALANCE?

DIE SÄURE-BASEN-BALANCE FÖRDERT LANGFRISTIG:

- Blutbildung
- Darmfunktion
- Enzymaktivität
- Gesunden Schlaf
- Gute Laune

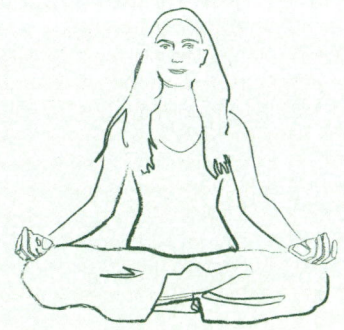

- Osteoporoseprophylaxe
- Regenerationsfähigkeit der Zellen
- Regenerationsfähigkeit des Gewebes
- Sauerstoffausnutzung
- Vitamin-D-Wirkung
- Zellstoffwechsel

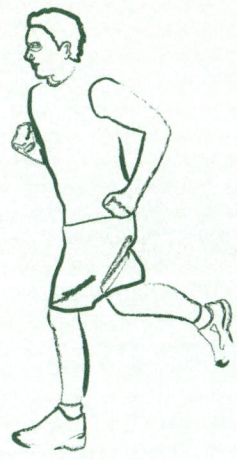

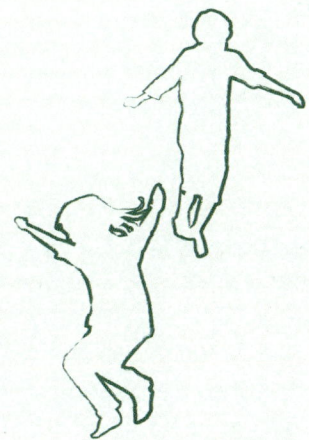

- Haarbildung
- Hautbildung
- Immunglobulinaufbau
- Kalziumstoffwechsel
- Killerzellenaktivität
- Knochenstabilität
- Leberstoffwechsel
- Leistungsfähigkeit
- Muskelkraft
- Muskelvolumen
- Normalen Blutdruck

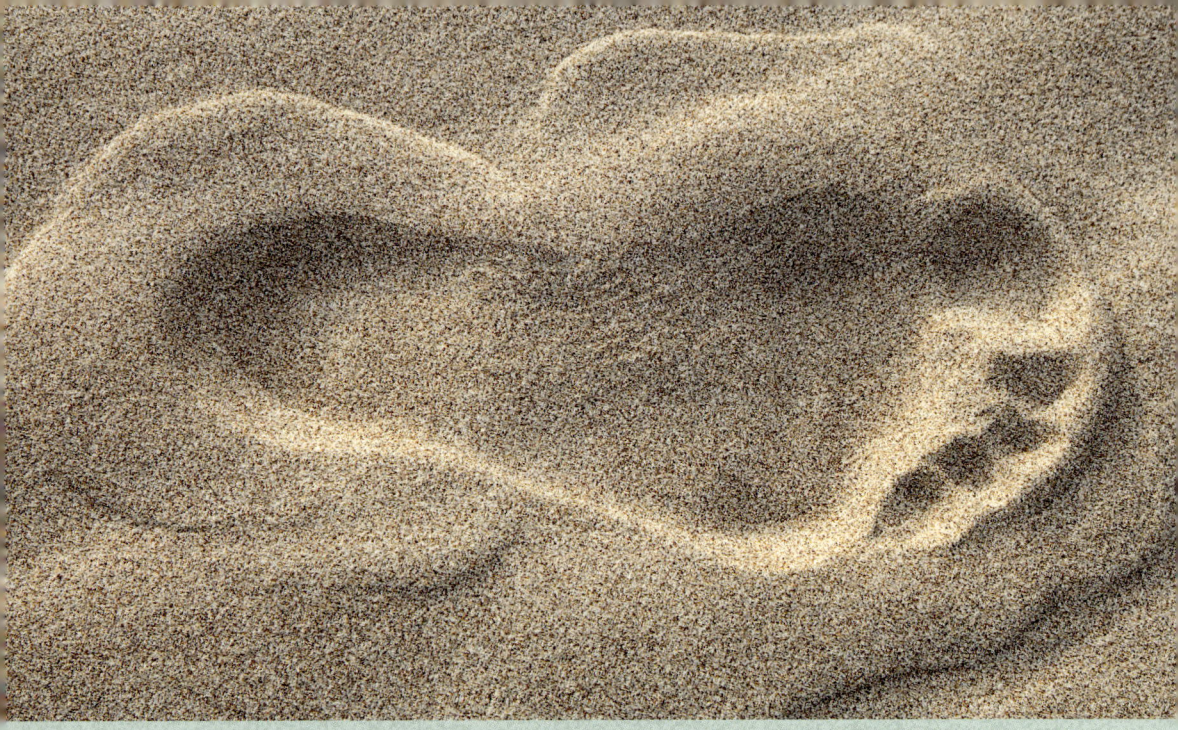

SCHRITT FÜR SCHRITT ZUR SÄURE-BASEN-BALANCE

Nur Sie selbst können für sich Ihr individuelles und ureigenes Gleichgewicht finden. Machen Sie sich also auf den Weg und informieren Sie sich zuerst auf den nächsten Seiten dieses Buches. Erst wenn Sie Ihr Ziel kennen, es vor Augen haben, können Sie sich ihm nähern. Schritt für Schritt, nichts überhasten. Viele Wege führen zu einem im Säure-Basen-Haushalt ausgeglichenen Leben. Die folgenden Ausführungen sollen Ihnen helfen, einen für Sie bequem gangbaren Weg zu finden, damit Sie mit Spaß und Freude dabei sind.

Entsäuerung – wie geht das?

Das ist das Wesentliche: Versuchen Sie, den Säuregrad Ihrer Körperflüssigkeiten so zu verändern, dass Sie eine Säure-Basen-Balance erreichen. Das zeigt sich in einem Urin-

SCHRITT FÜR SCHRITT ZUR SÄURE-BASEN-BALANCE

pH-Tagesprofil ▶ **siehe Seite 22** mit Werten um 7,4 nach den Mahlzeiten.
Eine Entsäuerung erfolgt in drei Schritten:
- Bestandsaufnahme der momentanen Situation: Dieser Schritt umfasst das Erstellen eines pH-Tagesprofils, das Beleuchten von Lebensgewohnheiten und das Ermitteln von psychischen und körperlichen Belastungsfaktoren ▶ **siehe ab Seite 42**.
- Umstellung der Ernährung auf basische Kost ▶ **siehe ab Seite 64** mithilfe eines großen Nahrungsmittelplans ▶ **siehe Seite 68/69**, in dem alle Lebensmittel in säure- und basenbildende eingeteilt sind, und durch Aufnahme basischer Getränke. Gleichzeitig empfiehlt sich die Durchführung einer Darmsanierung ▶ **siehe Seite 109** durch eine gründliche Regeneration der Darmflora, die Ihr Therapeut begleiten sollte.
- Erlernen und Anwenden von Entspannungsmethoden ▶ **siehe Seite 58 und ab Seite 112**, Ausleitungsverfahren ▶ **siehe ab Seite 109** und Bewegungsübungen ▶ **siehe ab Seite 102** für ein harmonisches Gleichgewicht von Körper, Geist und Seele.

Was Sie erwarten können

Recht schnell ...
- wird sich Ihr Allgemeinbefinden bessern,
- wird die innere Kraft zunehmen,
- werden Verdauungsstörungen abnehmen, falls sie durch eine Übersäuerung verursacht wurden,
- werden Kreislaufstörungen in Form von kalten Händen und Füßen oder Migräne abklingen oder sogar ausbleiben.

Langfristig ...
- wird das Immunsystem gestärkt,
- wird Karies an den Zähnen verhindert und das Zahnfleisch besser durchblutet,
- werden Haut, Haare und Nägel vitalisiert,
- werden Heilvorgänge bei chronischen Prozessen beschleunigt,
- wird die Muskulatur geschmeidig und schmerzfrei,
- werden die Beschwerden bei chronischen Erkrankungen wie Gicht oder Rheuma gebessert,
- wird der weitere Knochenabbau bei Osteoporose gebremst,

und als Wichtigstes:
- Gesundheitsstörungen werden für die weitere Zukunft verhindert oder zumindest stark eingeschränkt. Das heißt, Sie treffen auch eine sinnvolle Altersvorsorge.

> **WICHTIG**
>
> **LANGFRISTIG DENKEN**
> Bei auffallend ungesunden Werten empfehlen sich sofortige und kurartige Maßnahmen. Wichtig ist allerdings, das Leben langfristig so umzustellen, dass sich die Säure-Basen-Balance stabilisieren kann.

> »Wenn du nicht bereit bist, dein Leben zu ändern, kann dir nicht geholfen werden.«
>
> HIPPOKRATES

Gesunde, die ihr Wohlbefinden erhalten und Krankheiten vorbeugen möchten, profitieren ebenso vom Erreichen der Säure-Basen-Balance wie Erkrankte, die ihren Körper unterstützen wollen, die Beeinträchtigung zu heilen oder Beschwerden zu lindern. Aber: Auch wenn Sie langfristig einen ausgeglichenen Säure-Basen-Haushalt anstreben, sollten Sie hin und wieder eine Ausnahme machen. Genießen Sie zum Beispiel bei festlichen Anlässen die angebotenen Gaumenfreuden. Denken Sie jedoch daran: Jedes Fest sollte auch ein Ende haben. Gehen Sie am nächsten Tag wieder zu Ihrer Lebensweise im Sinne der Säure-Basen-Balance über. So bleiben Sie auf Dauer mit Freude dabei.

Was Sie beachten sollten

Wer sich nicht sicher ist, ob die empfohlene Ernährungsumstellung, die beschriebenen Ausleitungsverfahren ▸ siehe ab Seite 109 oder Techniken zur seelischen Entspannung ▸ siehe ab Seite 112 für ihn geeignet sind, sollte seinen Arzt oder Therapeuten zu Rate ziehen. Generell empfiehlt es sich, ärztlichen Rat einzuholen, wenn es darum geht, bisherige Gewohnheiten aufzugeben, auch und gerade wenn diese sehr ungesund waren und wenn die neue Lebensweise und Ernährungsform zu körperlichem und seelischem Wohlbefinden führen soll.

INFO

BESTEHEN GEFAHREN?

Eine kurzfristige Veränderung des pH-Werts stellt keine Gefahr dar, denn auch ein ausgeglichener Säure-Basen-Haushalt unterliegt Schwankungen ▸ siehe Seite 22. Nur die anhaltende, schleichende Übersäuerung wirkt der Gesunderhaltung oder Gesundung entgegen. Denn Ihrem Körper wird die Möglichkeit zur Regeneration erschwert. Hier hilft eine langfristige Umstellung der Ernährungs- und Lebensweise. Lediglich die bei schweren Erkrankungen auftretende klinische, akute Azidose mit Verschiebungen des Blut-pH-Werts in den sauren Bereich bedarf einer sofortigen intensivmedizinischen Behandlung ▸ siehe dazu auch Seite 17–19.

SCHRITT FÜR SCHRITT ZUR SÄURE-BASEN-BALANCE

Bei folgenden Krankheiten und Gesundheitsstörungen sollten Sie in jedem Fall einen Arzt konsultieren:

- Leiden Sie unter schweren Nierenfunktionsstörungen, dürfen Sie nur mit ärztlicher Zustimmung in die Stoffwechselvorgänge Ihres Körpers – also auch in den Säure-Basen-Haushalt – eingreifen.
- Müssen Sie wegen Blutgerinnungsstörungen ein Blutverdünnungsmittel einnehmen, zum Beispiel Marcumar, sollten Sie nur nach Einholung von ärztlichem Rat Ihre bisherigen Ess- und Ernährungsgewohnheiten ändern.
- Liegen schwere psychische Erkrankungen wie Magersucht, Ess-Brech-Sucht, andere Essstörungen, Depressionen oder momentane starke psychische Belastungen vor, sollten Sie ebenfalls zuerst Ihren Arzt und/oder Ihren Psychotherapeuten eingehend um Rat fragen.
- Haben Sie gerade eine schwere Erkrankung oder Operation überstanden, ist es zwar sehr wichtig, den Säure-Basen-Haushalt auszugleichen. Sie sollten aber Ihren Therapeuten von Ihrem Vorhaben informieren und gegebenenfalls das Für und Wider mit ihm diskutieren.
- Herz-Kreislauf-Kranke und Menschen mit zehrenden Erkrankungen, die mit Gewichtsverlust einhergehen – wie zum Beispiel Krebs oder Aids –, müssen ebenfalls individuell therapeutisch beraten und geführt werden.

Ebenfalls wichtig:
- Ausleitungs- und Entschlackungsverfahren wie Darmreinigung oder Fasten dürfen grundsätzlich nur von Gesunden (!) ohne therapeutische Unterstützung angewandt werden.

Fasten und Säure-Basen-Balance

Der Verzicht auf Nahrung bedeutet natürlich auch einen Verzicht auf die Zufuhr der gewohnten Menge an Basen. Die Übersäuerung stellt sich daher schnell ein. Der pH-Wert wird durch das Knochensalz Phosphat abgepuffert, im Blut befindet sich dann vermehrt Kalzium, welches immer mit dem Phosphat aus den Knochen gelöst wird. Es kommt schließlich zu einer verstärkten Entmineralisierung der Knochen. Ersetzen Sie deshalb in der Fastenperiode die fehlenden Basen durch die Einnahme von Hydrogenkarbonat. Besprechen Sie mit Ihrem Arzt die für Sie geeignete, auf Ihre persönliche Stoff-

> **TIPP**
>
> **PUFFERGETRÄNK**
> Hydrogenkarbonathaltiges Mineralwasser ohne Kohlensäure oder damit zubereitete Gemüsebrühe hat sich beim Fasten als günstiges »Puffergetränk bewährt. Trinken Sie insgesamt 2,5 bis 3 Liter pro Tag!

> **TIPP**
>
> **DAS RAUCHEN AUFHÖREN**
> Was Nikotin anbelangt, kann man diese Phase als Einstieg zum Ausstieg nutzen. Besprechen Sie aber Ihr Vorhaben auf jeden Fall mit Ihrem Arzt oder Therapeuten.

wechsellage abgestimmte Darreichungsform und Dosierung. Sie schützen so Ihre wertvollen Knochen!

FASTEN SANFT KENNENLERNEN

Fasten kann außerdem zur Sanierung des Darms beitragen. Probieren Sie zunächst Teilfasten. Das heißt: Verbannen Sie einzelne oder alle Genussmittel (Kaffee, schwarzen Tee, Alkohol), Süßigkeiten, Weißmehlprodukte und alle tierischen Eiweiße für einige Zeit völlig aus Ihrer Nahrung! Ernähren Sie sich ausschließlich von Obst, Gemüse, Kräutern, Kartoffeln, vollwertigen Getreideprodukten, Kräutertees, Säften und stillem Mineralwasser.

Welche Rolle spielt der Darm?

Die Wurzeln unserer Gesundheit liegen im Darm; Verdauungsstörungen können zu schwersten Schäden im gesamten Organismus führen. Im Darm leben Millionen von Mikroorganismen – allesamt »freundliche« Vertreter ihrer Art –, die einen Teil der Verdauungsarbeit übernehmen. Diese Darmflora leistet im Zusammenspiel mit den Verdauungssäften aus den an der Verdauung beteiligten Organen – Magen, Leber und Bauchspeicheldrüse – wertvollste Arbeit bei der Nahrungsverwertung und -aufbereitung. Als wesentlicher Bestandteil des größten Immunorgans des Menschen ist die intakte Darmflora zudem bei der Abwehr von schädigenden Erregern und Giften von größter Wichtigkeit. Hier werden die Abwehrkräfte formiert.

> **Die Widerstandskraft unseres Körpers gegen Krankheiten ist somit ganz eng mit einer gesunden Darmflora verknüpft.**

Neben Darmerkrankungen und Allergien, die beide zu Fehlfunktionen des Darms führen können, sind drei Auslöser von Verdauungsstörungen besonders hervorzuheben:
- übersäuernde Nahrung,
- krank machende Hefepilze (zum Beispiel Candida albicans),
- Arzneimittel wie Antibiotika oder Chemotherapeutika, welche die gesunde Darmflora schädigen oder gar abtöten.

Die »freundlichen« Bakterien benötigen in den verschiedenen Darmabschnitten optimale pH-Werte. Besteht die Nahrung zum Großteil aus Säurebildnern, sterben die Bakterien den Säuretod. An ihrer Stelle können Schmarotzer wie krank machende Hefepilze gedeihen, die weniger empfindlich auf pH-Schwankungen reagieren. Diese krank machenden Hefen können unseren Gesamtorganismus nachhaltig beeinflussen oder schädigen ▶ siehe Seite 122.

WAS KOMMT ZUERST: DARMSANIERUNG ODER SÄURE-BASEN-BALANCE?

Ohne gesunde Darmfunktion und Darmflora gibt es keine Säure-Basen-Balance. Und ohne Säure-Basen-Balance gibt es keine optimale Darmfunktion und Darmflora. Liegen bei Ihnen Darmstörungen vor, sollten Sie mit Ihrem Therapeuten die Vorgehensweise besprechen. Er kann mit den geeigneten Methoden testen, ob und inwieweit Ihre Darmflora angegriffen ist. Dann kann er mit Ihnen gemeinsam festlegen, welche Maßnahmen zum Wiederaufbau angezeigt sind, und Sie bei der Sanierung unterstützen.

Im Alleingang ist eine solche therapeutische Maßnahme nicht empfehlenswert und auch nicht Erfolg versprechend. Die Regeneration der Darmflora und der Ausgleich eventueller Störungen kann professionell begleitet mit dem Erreichen der Säure-Basen-Balance Hand in Hand gehen – der optimale Weg zum gesunden Ausgleich.

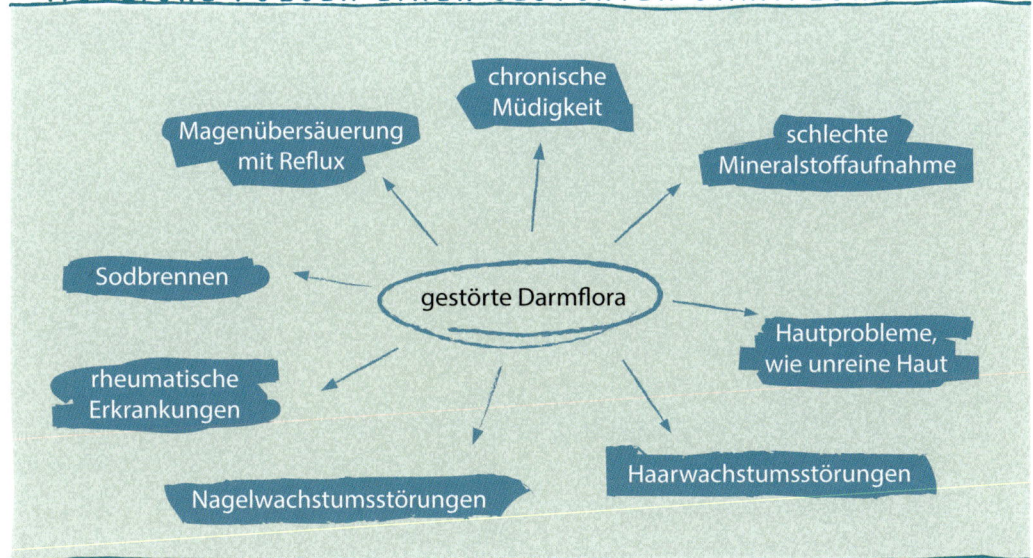

MÖGLICHE FOLGEN EINER GESTÖRTEN DARMFLORA

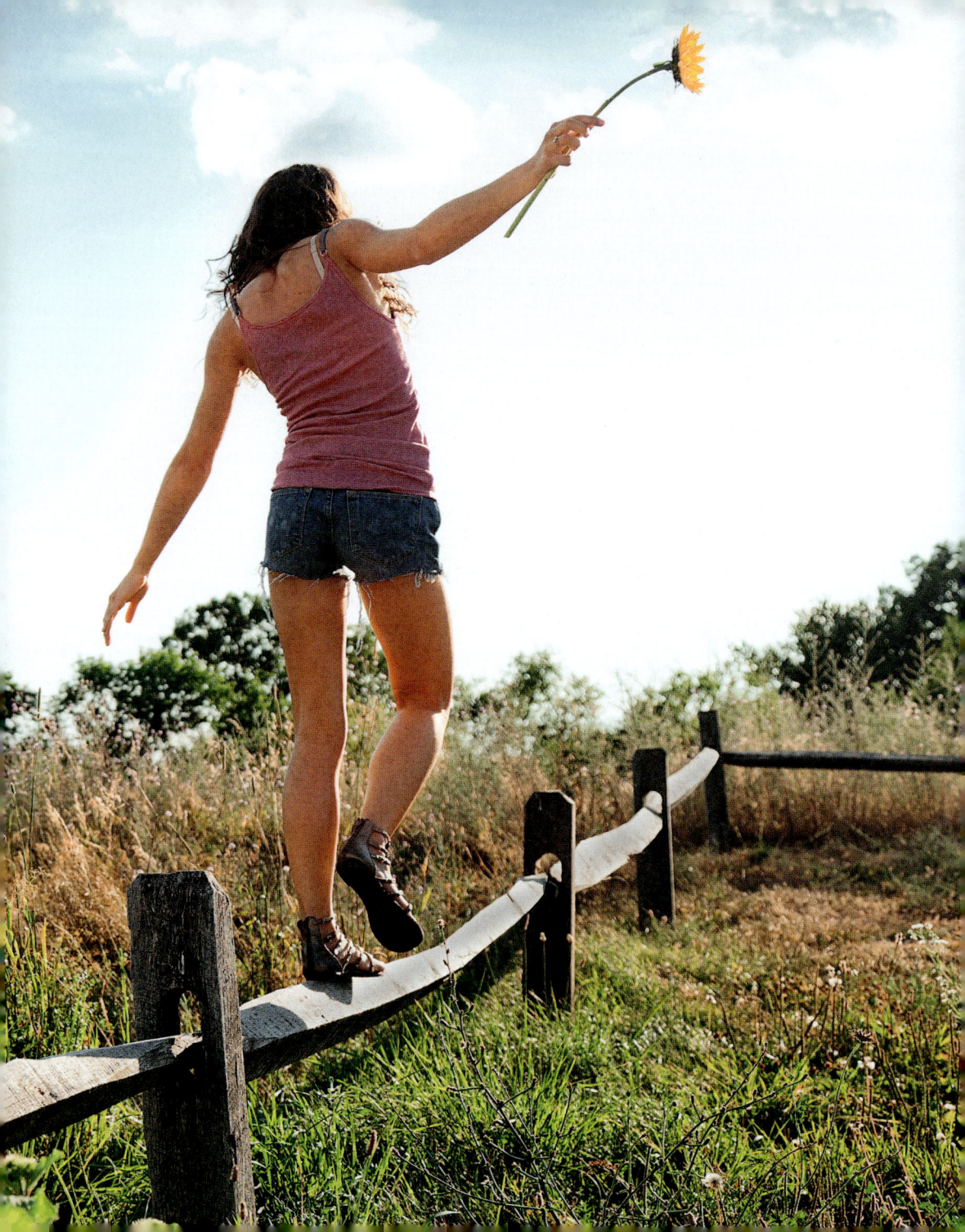

SÄUREN UND BASEN NATÜRLICH AUSBALANCIEREN

NUN WIRD ES PRAKTISCH: SIE LERNEN DIE SIGNALE DES KÖRPERS KENNEN UND TESTEN IHRE SÄURE-BASEN-BALANCE. VIELE ERNÄHRUNGSTIPPS HELFEN IHNEN DANN BEIM AUSGLEICH.

Der Einstieg	42
Ernährung – das A & O der Gesundheit	64
Die 8-Tage-Kur – basisch genießen	76
Body & Soul – die 8-Tage-Kur	98

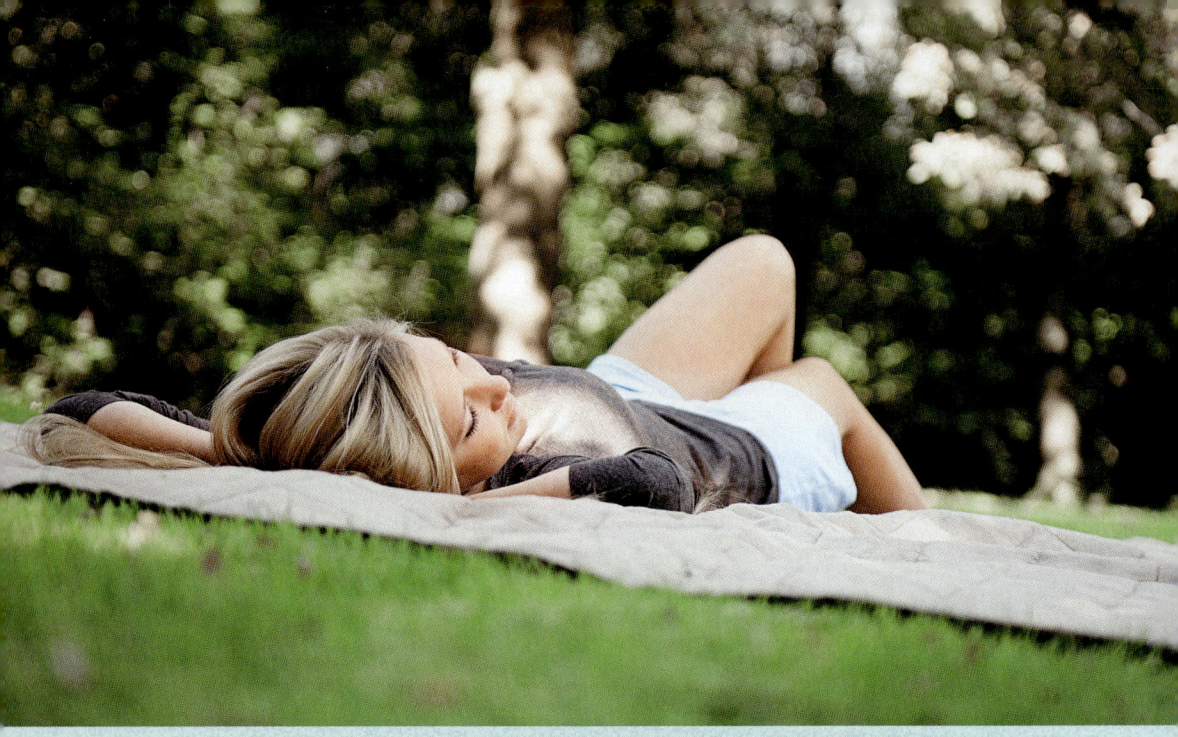

DER EINSTIEG

Wir haben verlernt, Beschwerden als einen Hilferuf des Körpers zu deuten. Da wir weder über eingebaute Warnleuchten noch über andere auffällige Signalvorrichtungen verfügen, müssen wir uns wieder darauf besinnen, körperliche und seelische Symptome überhaupt wahrzunehmen, und vor allem darauf, sie nicht einfach im Keim zu ersticken. Wir sollten unserem Körper mehr Aufmerksamkeit schenken. Dabei gilt es, seine Zeichen zu verstehen und mehr Rücksicht auf seine Bedürfnisse zu nehmen – zu unserem eigenen Wohl.

Signale des Körpers

Oft glauben wir, Signale unseres Körpers und auch der Seele durch allerlei Arzneimittel schnell wegkurieren zu können – dabei kaschieren wir sie bloß. Das ist so, als ob wir

über die blinkenden Warnlichter am Armaturenbrett des Autos ein Pflaster kleben würden, um sie nicht mehr sehen zu müssen. Dabei wäre es viel sinnvoller, den Auslöser für die Störung zu suchen und den Schaden zu beheben – und beim Auto tun wir das auch. Doch bei uns selber?
Der pH-Wert unseres Körpers ist vor allem ein Signalgeber. Wir können ihn nicht spüren und nicht sehen: Er führt wie der Blutzuckerspiegel und der Harnsäurewert nur bei einer massiven Entgleisung unmittelbar zu körperlichen Symptomen. Bei Abweichungen innerhalb eines großen Schwankungsbereichs sind aber keine eindeutigen Signale erkennbar, da der Körper alles daransetzt, die Normwerte herzustellen. Aber die Naturheilkundler sind davon überzeugt, dass selbst geringe Abweichungen von dieser Norm auf Dauer zu – oft unklaren – Beschwerden führen oder Wegbereiter für schwere chronische Erkrankungen sind. Bedenken Sie: Der Körper ist eine sensible Verkettung biochemischer Vorgänge und lebensnotwendiger Kreisläufe. Jede Störung wirkt sich auf das Gesamte aus.

Allgemeine Krankheitsanzeichen

Bei anhaltender Abgeschlagenheit und Müdigkeit sollten Sie darüber nachdenken, ob bei Ihnen eine dauerhafte Stoffwechselschädigung vorliegt. Fast jeder Funktionsstörung des normalen Stoffwechsels könnte eine seit Jahren bestehende chronische Übersäuerung vorausgegangen sein. Auch chronische Erkrankungen wie Rheuma und Gicht oder entzündliche Bindegewebsschäden (Kollagenosen), anhaltende Entzündungen oder gar Eiterungen, Durchblutungsstörungen in Form von ständig kalten Händen und Füßen oder Migräne deuten darauf hin. In diese Reihe gehören ebenso Neurodermitis, chronische Magen-Darm-Störungen und Pilzinfektionen. Sogar Hirn- oder Herzinfarkte können von einer langwierigen Übersäuerung des Körpers herrühren. Auf Dauer werden die Knochen wegen des Mineralstoffabbaus instabil, die Haut wird fahl oder verändert sich entzündlich, die Haare werden matt oder können in schweren Fällen sogar ausfallen. In jedem Fall ist eine intensive medizinische Diagnostik notwendig. Ob Erkrankungen im Entstehen begriffen oder bereits ausgebrochen sind – erst die Diagnose, dann die Therapie.

> **INFO**
>
> **ALLTÄGLICH, ABER NICHT SINNVOLL**
> Wenn Sie bei Kopfschmerzen oder Migräne einfach eine Schmerztablette einnehmen, so wird das Symptom »Schmerz« zwar beseitigt – die Ursache wird aber nicht behoben und somit ist der nächsten Schmerzattacke der Weg bereitet!

TEST: SIND SIE ZU SAUER?

Wenn Sie einige der allgemeinen Krankheitsanzeichen ▶ **siehe Seite 43** oder andere Beschwerden bei sich feststellen, fragen Sie zuerst den behandelnden Arzt, ob diese mit einer bestehenden oder eventuell noch nicht erkannten Erkrankung zusammenhängen können. Er wird Ihnen sagen können, ob und wie Sie behandelt werden müssen. Wenn keine Ursachen für Ihre Beschwerden gefunden werden, sollten Sie Ihren Säure-Basen-Haushalt unter die Lupe nehmen. Mithilfe des folgenden Tests erfahren Sie, ob Sie übersäuert sind.

SELBSTTEST ZU BESCHWERDEN

Frage	ja	nein
Leiden Sie unter chronischer Müdigkeit und allgemeiner Antriebsschwäche?	1	0
Sind Sie leicht reizbar, übel gelaunt, eventuell depressiv?	1	0
Haben Sie eine hohe Schmerzempfindlichkeit der Haut oder des Körpers oder chronische Schmerzzustände, für die auch nach intensivem diagnostischem Vorgehen keine Ursache gefunden werden kann?	1	0
Leiden Sie unter Ein- oder Durchschlafstörungen?	1	0
Haben Sie Probleme mit Sodbrennen, saurem Aufstoßen, Magenschmerzen oder Magenschleimhautreizungen?	1	0
Leiden Sie unter Verdauungsstörungen mit Darmträgheit oder chronischen Darmreizungen mit Blähungen?	1	0
Haben Sie Hefepilzerkrankungen im Mund oder Magen-Darm-Trakt?	1	0
Leiden Sie häufig unter Muskelverhärtungen oder Verspannungen, vor allem im Bereich der Nacken-, Schulter- und Rückenmuskulatur?	1	0
Leiden Sie häufig unter Kopfschmerzen und Verspannungen?	1	0
Leiden Sie häufig unter Migräne?	1	0
Haben Sie eine blasse und fahle Haut, chronische Hautentzündungen oder Hauteiterungen?	1	0
Leiden Sie unter chronischem Hautjucken oder sogenannten Hautquaddeln?	1	0

DER EINSTIEG

	ja	nein
Leiden Sie unter brüchigen Nägeln oder ständigem Nagelpilz?	1	0
Haben Sie brüchige, matte und stumpfe Haare oder vermehrt Haarausfall?	1	0
Haben Sie Karies, chronisches Zahnfleischbluten oder Parodontitis?	1	0
Sind Sie übergewichtig?	1	0
Frieren Sie häufig oder leiden Sie ständig unter kalten Füßen und/oder Händen?	1	0
Schwitzen Sie bei der geringsten körperlichen Belastung?	1	0
Treten häufig Erkältungen mit Nebenhöhlenentzündungen oder anhaltende Infektionen auf?	1	0
Empfinden Sie Ihr Immunsystem als geschwächt?	1	0

FRAGEN ZUR LEBENSWEISE

	ja	nein
Ernähren Sie sich viel von Fast Food und Süßigkeiten?	1	0
Haben Sie in Ihrem Alltag viel Stress und Ärger?	1	0
Trinken Sie Kaffee, Limonade, Alkohol und nur wenig Mineralwasser?	1	0
Rauchen Sie mehr als drei Zigaretten täglich?	1	0
Haben Sie keine Zeit für Sport und Bewegungstraining?	1	0
Schlafen Sie weniger als acht Stunden pro Nacht?	1	0

Testergebnis

Je mehr Punkte Sie haben, desto stärker ist die Übersäuerung fortgeschritten. Da aber nicht alle Menschen gleich reagieren, lässt sich keine objektive Einteilung vornehmen. Der eine hat bereits bei 5 Punkten Probleme mit der Übersäuerung, der andere spürt mit 20 Punkten noch nichts.

DER GEGENTEST

	ja	nein
Ernähren Sie sich gesund, mit viel Obst und Gemüse?	1	0
Leisten Sie sich Pausen zum Entspannen und Nachdenken?	1	0
Trinken Sie viel Mineralwasser, Tees oder Gemüsebrühe?	1	0
Haben Sie niemals mit dem Rauchen angefangen oder es bereits wieder aufgegeben?	1	0
Treiben Sie gern Sport und bewegen Sie sich häufig an der frischen Luft?	1	0
Halten Sie Siesta und schlafen nachts über acht Stunden?	1	0

Ergebnis des Gegentests

Je mehr Punkte Sie hier haben, desto positiver ist es für Sie!

Säurekrankheiten von A bis Z

Für den Ungeübten ist es oft schwer, anhand von mehr oder weniger schwerwiegenden körperlichen Symptomen eine chronische Übersäuerung zu erkennen. Mithilfe der folgenden Kurzbeschreibungen verschiedener Krankheitsbilder, die in der Naturheilkunde mit einem gestörten Säure-Basen-Haushalt in Verbindung gebracht werden, wird es Ihnen leichter fallen, sich ein Bild von Ihrer Stoffwechsellage zu machen.

Allergie

Eine Allergie ist eine veränderte Reaktionslage des Körpers auf eine bestimmte Substanz, nachdem sich zuvor Antikörper gegen diese Substanz in dem betroffenen Organismus gebildet haben. Dadurch ist es zu einer Sensibilisierung gegen ebendiese Substanz gekommen. Durch enzymatische Reaktionen setzt der Körper dann Histamin, den Botenstoff der Allergien, frei. Allergische Reaktionen können lokal, auf eine kleine Körperfläche beschränkt, aber auch systemisch, also den ganzen Körper betreffend, auftreten. Rötung, Juckreiz, Schwellung, Atemnot, Durchfall oder gar ein Kreislaufzusammenbruch können die Folge sein. Auf welche Weise die chronische Übersäuerung die Allergiebereitschaft fördert, ist noch nicht genau erforscht.

Arterienverkalkung

Die Arterien unseres Körpers führen das mit lebenswichtigem Sauerstoff angereicherte Blut von der Lunge über das Herz in die Peripherie, das Körpergewebe. Der Sauerstofftransport kann stark beeinträchtigt werden oder im schlimmsten Fall zum Erliegen kommen, wenn die Arterien durch Ablagerungen verengt sind oder gar unpassierbar werden. Die Gefäßverkalkung nimmt im Alter zu, sie wird durch Bluthochdruck, genetische Veranlagung, entzündliche Prozesse, Genussgifte wie Nikotin und Koffein, erhöhten Blutfettgehalt und negative nervös-vegetative Impulse wie Stress und Schlafmangel gesteigert. Der Säure-Basen-Haushalt spielt bei der Regulierung der für die Entstehungsmechanismen der Arterienverkalkung oder Arteriosklerose förderlichen Prozesse eine wichtige Rolle.

Bindegewebserkrankungen

Die Rolle des Bindegewebes in unserem Körper ist sehr umfassend. Es stützt, verbindet, bettet Organe ein und trennt diese auch voneinander. Es gilt als wichtiges Depot für

> **TIPP**
>
> **VORBEUGEN!**
> Auch gesunde Menschen tun gut daran, eine Säure-Basen-Balance herzustellen. Das Älterwerden wird damit umso angenehmer.

übermäßig viele Säuren, als Wasserspeicher und Filtersystem. Ist dieses Gewebe durch chronische Übersäuerung ständig überlastet, kann es seine Aufgaben nicht einwandfrei ausüben. Es verhärtet und büßt seine Elastizität ein. In der Muskulatur kommt es zu schmerzhaften knotigen Verhärtungen, den Myogelosen. Nur durch konsequente Entsäuerung in Verbindung mit Entspannungsübungen und Bewegung kann die Elastizität wiedererlangt werden. Dies gelingt allerdings nicht von heute auf morgen, dazu bedarf es eines längeren Atems. Stellen Sie also nach der 8-Tage-Kur ▶ siehe ab Seite 64 Ihre Ernährungs- und Lebensweise ganz auf Säure-Basen-Balance um.

Gallen- und Nierensteine

Die Steinbildung in der Gallenblase und im ableitenden Harnsystem der Niere, den Harnleitern und der Harnblase, tritt im chronisch übersäuerten Organismus häufiger auf als im ausgeglichenen.

In der Gallenblase fallen Verdauungssäfte mit Fettstoffen und Kalzium zu Steinen aus. In der Niere werden Steine verschiedener Zusammensetzung bei Übersäuerung aus organischen Substanzen und Mineralien gebildet, beispielsweise Urat-, Kalziumoxalat- oder Zystinsteine. Bei einem durch chronische Übersäuerung gestörtem Harnsäurestoffwechsel treten insbesondere vermehrt Uratsteine auf.

WICHTIG

DIABETES MELLITUS

Die Zuckerkrankheit tritt in der Typ-I- und der Typ-II-Form auf. Typ II kann latent oder ein manifester Diabetes mellitus sein. Im latenten Fall kommt es nur dann zu Störungen, wenn vermehrt Kohlenhydrate zugeführt werden. Bei der manifesten Form sind der Blutzuckerspiegel und demzufolge die Zuckerausscheidung über den Urin dauerhaft erhöht. Bei Typ I ist die Insulinproduktion, bei Typ II die Insulinverarbeitung gestört. Durch den solchermaßen krankhaft veränderten Stoffwechsel kann es unter anderem zu Spätschäden wie Arteriosklerose, Gewebsschäden, Sehverlust, Immun- und Nierenschwäche kommen.

Diabetes hat aber auch eine verstärkte Übersäuerung zur Folge und die ohnehin drohenden Diabetesfolgen werden noch verstärkt, wenn die wichtigen Basen fehlen. Die Säure-Basen-Balance ist bei der Vermeidung der Folgen und wohl auch bei der Verhütung des Typ-II-Diabetes von Bedeutung.

Gicht

Die entzündliche Veränderung von Gelenken kann bei der Gicht sowohl akut als auch chronisch auftreten. Sie geht mit erhöhten Abscheidungen von harnsauren Salzen einher, die in verschiedenen Körperregionen, meist in den Großzehengelenken, zu äußerst schmerzhaften Entzündungen führen können. Der Harnsäuregehalt im Blut ist durch falsche, das heißt saure Ernährung zu hoch. Die sogenannte Gichtdiät verbietet den Genuss von Fleisch, Wurst, Käse, Spinat, Kaffee, Tee, Kakao und Hülsenfrüchten, weil diese den Säure-Basen-Haushalt in den sauren Bereich verschieben. Erlaubt ist dagegen, was basisch ist oder besser – was basisch macht: Obst, Gemüse, Kartoffeln, Mineralwasser ohne Kohlensäure und mit hohem Bikarbonatanteil sowie grüner Matetee.

Herzinfarkt

Der Herzinfarkt wird durch die Verkalkung und Einengung der Herzkranzgefäße verursacht. Es kommt zu einer Minderversorgung des Herzmuskels mit Sauerstoff, nicht selten mit tödlichen Folgen für den Betroffenen. Die Ursachen für die Verengung der Arterien des Herzens liegen meist im »sauren« Bereich. Durch falsche Lebensführung mit viel Stress, falsche Ernährung mit übermäßigen Säureanteilen (tierisches Fett, Fleisch und Zucker) und durch mangelnde Bewegung und sportliche Betätigung an der frischen Luft stirbt der Herzmuskel im Sauerstoffmangel den Säuretod.

Krebserkrankungen

Krebs entsteht nicht allein durch Übersäuerung! Die entarteten Zellen werden bei der Krebserkrankung nicht mehr vom körpereigenen Abwehrsystem in Schach gehalten und können sich ungehemmt vermehren und tumoröse Veränderungen bilden. Wis-

---

INFO

ACHTUNG! – DARMSTÖRUNGEN

Oft liegt die ursächliche Störung für die verschiedensten Beschwerden im Darm ▸siehe Seite 38 oder im Magen. Das zeigt sich dann etwa über:

- Blähungen
- Verstopfung
- Durchfall
- Magenbrennen, Erbrechen
- Sodbrennen
- Schluckauf
- Darmentzündungen
- Hämorrhoiden, Einrisse im Darmausgang
- Symptome der Selbstvergiftung, beispielsweise chronische Abgeschlagenheit, Kopfschmerzen, Gliederschmerzen oder häufig wiederkehrende Infektionen

senschaftliche Untersuchungen konnten nachweisen, dass die Funktion der Killerzellen, die bei der körpereigenen Krebsabwehr eine wichtige Rolle spielen, im sauren Milieu gehemmt ist. Zusätzlich ist die enzymatische Zerstörung der Tumorzellen beeinträchtigt. Das Immunsystem eines in Säure-Basen-Balance lebenden Menschen kann seine vielen Aufgaben dagegen ungehindert verrichten.

Magen-Darm-Geschwüre

Die Schleimhaut des Verdauungstrakts benötigt ein für die jeweilige Stufe der Verdauung optimales pH-Milieu. Die chronische Übersäuerung geht häufig mit einer vermehrten Magensäureproduktion einher. Es kann aber auch, bei stark überlastetem Puffersystem ▶ siehe Seite 10–15, nach der Magenpassage zu einer ungenügenden Neutralisierung des stark sauren Magenbreis kommen. Egal welche Ursache zur Säurelast geführt hat, die chronisch entzündliche Reizung der Schleimhaut durch Übersäuerung kann zu Geschwüren führen, die – unbehandelt – schwere Folgen (Blutungen, Magendurchbruch, Magenkrebs) haben können.

Migräne

Die Ursachen für diese Kopfschmerzen sind unter anderem in
- genetischen Faktoren,
- gestörten enzymatischen Abläufen der inneren Sekretion und/oder
- einer gesenkten Schmerzschwelle

zu suchen. Es kommt bei dieser Art von Kopfschmerz zu einer Verkrampfung von Gehirnarterien. Danach können eine Dehnung des Gefäßes und eine Schwellung des Gewebes in dessen Umfeld auftreten. Anfallweise heftige, oft einseitige Kopfschmerzen, begleitet von Sehstörungen, Übelkeit, Erbrechen, Lichtscheu und dem Gefühl der völligen Abgeschlagenheit, kennzeichnen das Bild der Migräne. Ob aber nun Muskelverspannungen der Skelettmuskulatur oder Verkrampfungen der gefäßeigenen Wandmuskulatur zu den schmerzhaften Folgen geführt haben oder ob der chronisch übersäuerte Organismus eine veränderte Wahrnehmung von Schmerzen verursacht hat – durch die (Wieder-)Herstellung der Säure-Basen-Balance kann das Leiden fast immer gelindert werden.

Neurodermitis

Die entzündliche Veränderung der Haut, begleitet von Rötungen, Juckreiz, Ekzemen, nässenden oder schuppigen Krustenbildungen, hat viele Ursachen. Häufig sind Kinder betroffen. Allergien, Stress, gestörte Darmflora, Pilzinfektionen oder ererbte Faktoren gelten als Ursachen dieser quälenden Erkrankung. Durch Ausgleich der Säure-Basen-Balance im Körper – mithilfe einer gesunden Ernährung und Lebensweise – können zum Teil die Gründe, nicht zuletzt aber auch die Auswirkungen dieser Hautkrankheit positiv beeinflusst und somit gelindert werden.

Osteoporose

Der Mangel an Knochensubstanz kann schon während der Knochenbildung entstanden, aber auch durch vermehrten Abbau bereits bestehender Substanz bedingt sein. Bewegungsmangel, lang anhaltende Kortisontherapie, Mangelernährung oder chronische Übersäuerung lassen die Stabilität der Knochen schwinden.

Bei mangelnder Säure-Basen-Balance sind die knochenbildenden Zellen, die Osteoblasten, weniger aktiv und der Körper versucht, den pH-Wert des Blutes zu stabilisieren und Säuren zu puffern, indem er vermehrt Mineralstoffe aus den Knochen in das Blut aufnimmt.

Rheuma

Ob sich der schmerzhafte Prozess durch entzündliche Veränderungen an einzelnen oder mehreren Gelenken oder durch Zerstörung der Gelenke abspielt oder ob er in der Muskulatur beziehungsweise in anderen Weichteilen lokalisiert ist, immer kommt es beim Rheuma zu einer Übersäuerung des betroffenen Gewebes. Nur durch konsequente Entsäuerung und langfristigen Ausgleich des Säure-Basen-Haushalts können der Verlauf gelindert und seine Auswirkungen auf den Organismus eingedämmt werden.

Schmerzsyndrome

Die Wahrnehmung von Schmerzen variiert von Individuum zu Individuum. Durch chronische Übersäuerung kann dieses Empfinden ungünstig beeinflusst werden. Der andauernde Schmerz erhält sich tragischerweise selbst, indem die Muskulatur der betroffenen Körperregionen reflektorisch verspannt und verhärtet. Zudem ist der unter chronischen Schmerzen leidende Mensch einem erheblichen Schmerz-»Stress« ausgesetzt. Der Ausgleich des Säure-Basen-Haushalts hilft mit, diesen Teufelskreis zu durchbrechen.

Das Urin-pH-Tagesprofil

Liegen bei Ihnen Erkrankungen oder Beschwerden vor, die mit einer Übersäuerung in Zusammenhang gebracht werden, sollten Sie ein Urin-pH-Tagesprofil erstellen. Wichtige Informationen zu pH-Wert und Urin-pH-Tagesprofil finden Sie auf Seite 20–23. Das Urin-pH-Tagesprofil fertigen Sie an, indem Sie mit dem Indikatorpapier siebenmal täglich Ihren Urin testen. Empfohlene Zeiten – die sich auch verschieben können, da einige Messungen vor oder nach den Mahlzeiten vorgenommen werden sollen – sind: 7.00, 10.00, 12.00, 15.00, 18.00, 20.00 und 22.00 Uhr. Tragen Sie die Messwerte mithilfe der Gitternetzlinien jeweils in eine Tabelle ein. Die Kopiervorlage für eine solche Tabelle finden Sie auf der hinteren Klappe des Buchumschlages.

Vergleichen Sie Ihre Kurve mit der im Hintergrund der Tabelle angedeuteten »Traumkurve«. Weicht Ihre Messkurve mehrmals stark vom Ideal ab oder liegen Ihre Ergebnisse grundsätzlich außerhalb der Optimalkurve, sollten Sie sich angespornt fühlen, etwas zu ändern. Die nächsten Kapitel weisen den Weg. Fokussieren Sie sich dabei vor allem auf eine gesunde Ernährung ▶ **siehe Seite 64–97**, dann tun Sie bereits das Allerbeste für Ihren Körper.

Vielleicht erscheint Ihnen die Umstellung Ihrer Gewohnheiten zunächst mühsam. Doch sobald Sie sich besser fühlen, werden Sie motiviert sein – und es nie wieder anders haben wollen!

Der nächste Schritt – die Umstellung

Um eine Balance zwischen Säuren und Basen in Ihrem Organismus zu erreichen, müssen Sie zwei Bereiche verändern: Ihre Ernährung und Ihre Lebensweise. Den wichtigsten Einfluss auf die Säure-Basen-Balance hat die Ernährung. Daher sollten Sie Ihre Essgewohnheiten durchdenken und den Inhalt Ihres Speisezettels mit den hier im Buch empfohlenen Lebensmitteln vergleichen. Seien Sie ehrlich zu sich selbst. Eine Praline mehr oder weniger – egal? Ihrem Körper können Sie nichts vormachen!

Die Zusammensetzung der basischen Kost

Eine basenreiche Kostform setzt sich hauptsächlich aus schonend zubereiteter pflanzlicher Frischkost zusammen. Sie ist mineralstoffreich und enthält Spurenelemente, Vitamine sowie mehrfach ungesättigte Fettsäuren. Säuernde Lebensmittel wie Fleisch, Fisch, Hühnereiweiß, Käse, Getreide und Ähnliches (Säure-Basen-Tabelle, ▶ **siehe Seite 68/69**) dürfen Sie zwar prinzipiell essen, aber nicht im Übermaß zu sich nehmen. Empfehlenswert ist ein ungefähres Verhältnis von 80 Prozent basischen zu 20 Prozent säuernden Nahrungsmitteln. Leider entspricht das nicht der heute üblichen Ernährungsweise. Eine Umstellung ist also in den meisten Fällen angesagt.

Alle, die sich aus gesundheitlichen oder ethischen Gründen ohne tierisches Eiweiß ernähren, sollten die lebenswichtigen Eiweißstoffe unbedingt anderweitig in ausreichender Menge zu sich nehmen. Eine gute Quelle hierfür ist Amarant, das alte Inka-Getreide, denn es ist reich an notwendigen Aminosäuren. Jeder Mensch muss für sich selbst entscheiden, wie er sich ernähren möchte, ob mit oder ohne tierisches Eiweiß. Wichtig ist: Sie können die Säure-Basen-Balance erreichen, auch wenn Sie tierische Eiweiße essen – nur darf die verzehrte Menge nicht zu groß sein.

> **» Der Mensch ist, was er isst. «**
>
> PARACELSUS

Je nach Kostform kann auch ein Mangel an Folsäure entstehen. Vor allem bei Schwangeren ist dies unbedingt zu vermeiden. Das wichtige Vitamin ist in grünen Blättern, Gemüse, Obst, Milch, Käse, Ei, Fleisch und Hefe enthalten und sollte dem Körper reichlich zur Verfügung stehen.

Wie viel und wie oft essen?

Drei große Mahlzeiten und zwei kleine Zwischenmahlzeiten am Tag sollten genügen. Das Frühstück kann üppig, das Mittagessen sollte ausreichend, das Abendessen spärlich sein. Keinesfalls darf die Nachtruhe durch übermäßiges Essen am Abend gestört werden. Je nach körperlicher Konstitution können Zwischenmahlzeiten um 10.00 Uhr und um 15.00 Uhr hinzukommen, aber sie sollten nicht zu üppig ausfallen. Am Vormittag bietet sich der Genuss einer Frucht an, zum Beispiel eines Apfels, einer Banane oder eines Stücks Melone, am Nachmittag sind kalter oder warmer Gemüsesaft beziehungsweise Gemüsebrühe wohlschmeckend und gut verdaulich.

TIPP

GOLDENE ESSENSREGELN

Gesundes Essen richtet sich nicht allein nach den Zutaten. Wichtig sind auch Menge sowie Art und Weise, wie die Mahlzeiten zubereitet und verzehrt werden. Hier einige Essensregeln, damit Sie Ihre basische Ernährung noch besser genießen.

- Nehmen Sie drei Hauptmahlzeiten zu sich, wobei das Frühstück eher üppig, das Abendessen dagegen eher leicht ausfallen sollte.
- Nehmen Sie zwei leichte Zwischenmahlzeiten zu sich, eine am Vor-, eine am Nachmittag.
- Richten Sie das Essen schön fürs Auge an, das sorgt für doppelten Genuss.
- Essen Sie nur so viel, wie Ihr Körper tatsächlich braucht, und beenden Sie die Mahlzeit, sobald Sie anfangen, sich gesättigt zu fühlen.
- Bereiten Sie die Mahlzeiten schmackhaft nach Ihren eigenen Vorlieben zu. Verwenden Sie dazu möglichst frische Kräuter und wenig Salz.
- Genießen Sie jede Mahlzeit in Ruhe und entspannter Atmosphäre. Führen Sie bei Tisch keine Streitgespräche.
- Kauen Sie gründlich und speicheln Sie die Nahrung gut ein.
- Lassen Sie zwischen einer körperlichen Belastung und dem Essen eine Pause von mindestens 30 Minuten vergehen.

Egal ob Sie sich für eine ausgewogene vollwertige Mischkost (pflanzliche und tierische Produkte), vegetarische Kost (pflanzliche Produkte, Milch- und Eiprodukte), lactovegetabile Kost (pflanzliche und Milchprodukte) oder eine rein vegetabile Kostform (nur pflanzliche Produkte) entscheiden – achten Sie immer darauf, dass alle für Ihren Körper wichtigen Nahrungsbestandteile zugeführt werden. Fragen Sie im Zweifelsfall Ihren Arzt oder Ernährungsberater.

Wie viel und was trinken?

Ein erwachsener Mensch sollte täglich mindestens 1,5, besser 2 Liter Flüssigkeit zu sich nehmen. Es eignen sich Kräutertees und kohlensäurefreie Mineralwässer. Trinken Sie zu den Mahlzeiten nicht zu viel, da der Speisebrei sonst stark verdünnt wird und hierdurch der Verdauungsvorgang beeinträchtigt werden kann.

Für die Säure-Basen-Balance eignen sich außerdem ungezuckerte Obstsäfte, Gemüsesäfte, grüner Tee oder Kräutertees.

WASSER UND MINERALWASSER

Bestellen Sie hierzulande im Restaurant ein Wasser, erhalten Sie normalerweise ein mit Kohlensäure versetztes Mineralwasser. Nach der Verordnung über natürliches Mineral-, Quell- und Tafelwasser (MTV) von 1984 unterscheidet man zwischen vier Wassergruppen: Mineralwasser, Quellwasser, Tafelwasser und Heilwasser.

- »Mineralwasser« stammt aus unterirdischen Wasservorkommen und muss von Natur aus Mineralien und Spurenelemente in bestimmten Mindestmengen enthalten. Es kann ohne Kohlensäure vorkommen und auch ohne diese abgefüllt sein.
- »Natürliches kohlensäurehaltiges Mineralwasser« ist mit seinem ursprünglichen Gehalt an Quellkohlensäure abgefüllt.
- »Natürliches Mineralwasser mit eigener Quellkohlensäure versetzt« ist nachträglich mit dem eigenen Quellvorkommen an Kohlensäure gesprudelt.
- »Natürliches Mineralwasser mit Kohlensäure versetzt« ist mit fremder Kohlensäure versehen.

Auch nach den enthaltenen Mineralstoffen werden die Mineralwässer unterteilt, und zwar in Wasser mit sehr geringem Gehalt, mit geringem Gehalt und mit hohem Gehalt an Mineralstoffen. Steht auf der Flasche nichts, können Sie meist davon ausgehen, dass es sich um ein Wasser mit einem geringen oder sogar sehr geringen Anteil an Mineralstoffen handelt.

- »Quellwasser« stammt aus unterirdischen Wasservorkommen, muss aber keine Mindestmenge an bestimmten Mineralstoffen oder Spurenelementen aufweisen.
- »Tafelwasser« kann sowohl aus Leitungswasser als auch aus entsalztem Meerwasser, Sole oder Mineralwasser bestehen. Die Abfüllung ist nicht wie bei Mineral- und Quellwässern an den Quellort gebunden.

- »Heilwasser« entstammt unterirdischen Wasservorkommen; es enthält von Natur aus heilwirksame Mineralien oder Spurenelemente, ist ursprünglich rein und ohne Zusätze. Nach Abfüllung in die Flasche gilt es als Arzneimittel. Bei Heilwassern ist deshalb vorgeschrieben, dass auf dem Etikett Anwendungsgebiete, Gegenanzeigen, Neben- und Wechselwirkungen und Dosierungsanleitung vermerkt sind. Ziehen Sie am besten einen Therapeuten, der sich auf diesem Gebiet auskennt, zu Rate.

WASSER UND SÄURE-BASEN-BALANCE

Das geeignete Mineralwasser ist ein stilles Wasser mit einem hohen Anteil von Hydrogenkarbonat (HCO_3^-). Vergleichen Sie beim Kauf Ihres Mineralwassers deshalb den Hydrogenkarbonat-Gehalt der angebotenen Sorten. Er sollte bei ca. 600 mg/l liegen. Die Aufnahme von Kohlensäure bedeutet eine zusätzliche Belastung mit einer Säure, die abgeatmet werden muss. Unser Körper ist meist schon belastet genug und jede verzichtbare Säure sollte eingespart werden. Das prickelnde, perlende Nass schmeckt zwar ausgesprochen erfrischend, aber es wäre schade, wenn ein gutes mineralstoffreiches, Basen spendendes Mineralwasser durch die Zugabe von Kohlensäure in seiner positiven Wirkung beeinträchtigt wird. Darüber hinaus beeinträchtigt Kohlensäure den Magen und die Verdauungsvorgänge durch die Gasbildung unnötig.

TIPP

HEISSES WASSER – FAST EIN WUNDERMITTEL

Schon die alten Chinesen wussten, dass heißes Wasser ein wahres Wundergetränk ist. Es sorgt bereits am frühen Morgen für ausreichend Flüssigkeit. Dies ist gerade für Berufstätige wichtig, die in den ersten Stunden bei der Arbeit wenig Zeit zum Trinken haben, besonders wenn sie viel reden müssen und dementsprechend viel Flüssigkeit über den Mund und den Atem verlieren. Gönnen Sie Ihrem Körper also (neben einer Tasse Kaffee zum Aufwachen, wenn Sie das mögen) eine Kanne heißes Mineralwasser zum Frühstück. Erhitzen Sie das Wasser bis auf etwa 70 Grad – bitte nicht kochen, da sonst die wertvollen Mineralsalze »ausfallen« und im Topf zurückbleiben. Lassen Sie das Wasser bis auf Trinktemperatur abkühlen. Verwenden Sie für diesen Morgentrunk ein bikarbonatreiches und selbstverständlich kohlensäurefreies Mineralwasser.

Der Brottrunk

Er ist unter Kennern beinahe ein Kultgetränk geworden. Vollkornbrote aus Weizen, Roggen und Hafer – die Zutaten müssen unbedingt aus kontrolliert biologischem Anbau stammen – werden nach einem von Wilhelm Kanne entwickelten Verfahren milchsauer vergoren. Das hieraus entstandene Produkt, der Kanne-Brottrunk, hat einen leicht säuerlichen Geschmack und ist reich an Mineralien, Spurenelementen und Vitaminen. Es enthält unter anderem Kupfer, Eisen, Zink, Kalzium, Magnesium, Kieselsäure und Selen. Zudem liefert der Brottrunk die wichtigen Vitamine E, B1, B2, B12 sowie Niacin und Folsäure und enthält außerdem viele lebensnotwendige (essenzielle) Aminosäuren. Ein wahrhafter Gesundbrunnen also.

WIE DER BROTTRUNK WIRKT

Der pH-Wert des Brottrunks liegt mit 3 bis 4 deutlich im sauren Bereich. Das Getränk wird in unserem Körper aber basisch verstoffwechselt. Es aktiviert den gesamten Organismus: Es regeneriert die »freundlichen« Darmbakterien, erhöht die Sekretion von Verdauungsfermenten und hilft, den Körper zu entschlacken und ihn zu vitalisieren. Auch die Zellerneuerung soll durch die biologisch aktiven Substanzen im Brottrunk – wie die essenziellen Aminosäuren, Mineralstoffe, Spurenelemente, Vitamine, aktiven Fermente und lebensfähigen Milchsäurebakterien – gefördert werden.

Dieses wertvolle Produkt kann bei der Regulierung des Säure-Basen-Haushalts ausgesprochen hilfreich sein. Allerdings dürfen Sie nicht auf Bestandteile des Brottrunks allergisch sein! Sie sollten auch wissen, dass es zu Beginn des regelmäßigen Brottrunkgenusses – wie auch bei anderen biologischen Heil- und Ausleitverfahren – zu einer Erstverschlimmerung kommen kann. Das heißt, die ausgeschwemmten Schlacken verursachen zunächst eine vorübergehende Verschlechterung des Allgemeinbefindens und eventuell auch eine zeitweilige Verstärkung der Symptome. Eine Möglichkeit, dies zu umgehen, besteht darin, dass Sie langsam mit der Brottrunkaufnahme anfangen. Auch der Geschmack ist nicht jedermanns Sache. Probieren Sie es aus – Sie werden sich bald daran gewöhnt haben, ihn zumindest mit Wasser verdünnt zu trinken. Guttun wird er Ihnen auf jeden Fall!

> **TIPP**
>
> **LANGSAM BEGINNEN**
> Je nach körpereigener Reaktionslage können Sie dreimal täglich zehn Milliliter Brottrunk gemischt mit der gleichen Menge kohlensäurefreiem Mineralwasser trinken und die Menge dann mit der Zeit auf dreimal täglich 50 bis 100 Milliliter steigern.

Unverträgliche Nahrungsmittel

Ihre zukünftige Ernährung sollte frei sein von Bestandteilen, auf die Sie allergisch reagieren. Haben Sie bereits den Verdacht, dass Sie bestimmte Nahrungsmittel nicht vertragen, dass Sie zum Beispiel mit Durchfall, Hautausschlag, Ekzemen oder auch nur mit allgemeinem Unwohlsein auf manche Lebensmittel reagieren, können Sie bei Ihrem Arzt oder Therapeuten einen Allergietest machen lassen. Kommt Ihr Darm nämlich immer weiter mit einem oder mehreren allergieauslösenden Stoff in Berührung, kann sich Ihre Darmflora ▸ siehe Seite 13 nicht erholen. Außerdem wird Ihr Immunsystem unnötig belastet.

TIPP

VERSTECKTE ALLERGENE

Denken Sie bei einer Milcheiweißallergie daran, dass Sie nicht nur Milch in jeder Zubereitung wie Joghurt, Käse, Pudding oder Eis meiden müssen. Auch versteckt in Pfannkuchen, Kartoffelpüree, Mayonnaise, Soßen, Suppen, Backwaren, Schokolade, Süßwaren oder Wurstprodukten lauern Milchbestandteile. Studieren Sie also die jeweiligen Zutatenlisten!

Besonders häufig sind Milcheiweiß-, Weizen-, Nuss-, Möhren- und Sellerieallergien. Auch Überempfindlichkeitsreaktionen auf Nahrungsmittelzusatzstoffe wie Konservierungsmittel, Farb- und Aromastoffe treten immer häufiger auf. Wenn die Lebensmittel auf Ihrem Speiseplan immer frisch gekauft ▸ siehe Seite 70 und zubereitet sowie frei von derartigen Beigaben sind, werden diese Allergene in Zukunft keine Rolle mehr für Sie spielen.

Seelische Ausgeglichenheit

Neben den rein körperlichen Einflüssen auf den Säure-Basen-Haushalt dürfen wir die Wirkungen der Seele und des Gefühlslebens nicht außer Acht lassen. Wir sind ein Ganzes und sollten uns stets auch so betrachten, als eine Einheit aus Körper und Seele – Body & Soul. Wird eine Ebene verändert, wandeln sich auch die anderen mehr oder weniger spürbar.

Wollen Sie zu einer ausgeglichenen Lebensweise finden, ist es gut, wenn Sie lernen, negative Stimmungen zu erkennen und zu verstehen, damit sie nicht unbemerkt Besitz von Ihnen ergreifen können. Schlucken Sie also nicht alles wie »saures Seelenfutter« hinunter, sondern äußern Sie auch mal laut und vernehmlich Ihren Ärger.

Sorgen Sie auch für ausreichend Ruhe und Entspannungsmöglichkeiten ▸ siehe Seite 58 und 112–115, vor allem in Belastungs- und

Stresssituationen, damit Ihr Ziel – die Säure-Basen-Balance – nicht nach kurzer Zeit wieder der täglichen Hektik zum Opfer fällt. Ob Autogenes Training, Yoga oder Meditation – probieren Sie aus, was Ihnen guttut. Nicht in allen Fällen und Situationen gelingt es, mit Problemen alleine fertig zu werden. Manchmal beeinträchtigen uns Stress oder die gesamte Lebenssituation so sehr, dass wir professionelle Hilfe brauchen. In diesem Fall sollten Sie zunächst mit Ihrem Arzt darüber sprechen. Er wird Sie gegebenenfalls zu einem Facharzt überweisen oder Sie bei der Suche nach einem geeigneten Psychotherapeuten unterstützen. Bedenken Sie: Auch aus schwierigen Situationen führt fast immer ein Weg heraus und hin zu einem (wieder) ausgeglichenen Leben.

TIPP

ENTSPANNUNG DURCH ACHTSAMKEIT UND REGELMÄSSIGKEIT

- Versuchen Sie im Alltag, sich immer wieder darauf zu besinnen, was Sie gerade tun, und tun Sie es bewusst. Denken Sie morgens unter der Dusche also nicht schon an die anstehenden Probleme des vor Ihnen liegenden Tages, sondern legen Sie Ihre Gedanken daran vor der Duschkabine im Geiste ab. Konzentrieren Sie sich nun darauf, wie sich die Seife auf der Haut anfühlt, horchen Sie auf das Plätschern des Wassers, beobachten Sie die Wassertropfen.
- Versuchen Sie auch tagsüber, sich immer wieder auf das zu konzentrieren, was Sie gerade tun, und nehmen Sie es mit allen Sinnen wahr. Derart achtsam und im Hier und Jetzt zu leben trägt sehr zu Ausgeglichenheit und seelischem Wohlbefinden bei.
- Versuchen Sie, im Wechsel von An- und Entspannung, von Aktivität und Ruhe zu leben, und gönnen Sie sich einen regelmäßigen Schlaf-wach-Rhythmus sowie Auszeiten. Wichtig ist, dass Sie Pausen wirklich für Entspannung nutzen. Also: nicht am Computer sitzen bleiben und kurz die Augen schließen. Gehen Sie nach draußen, schnappen Sie frische Luft, machen Sie Atemübungen oder treiben Sie Sport.
- Planen Sie zwischen verschiedenen Lebensbereichen wie Beruf und Familie zeitliche Puffer ein. Gönnen Sie sich zum Beispiel eine Viertelstunde zum Entspannen und Umschalten, wenn Sie am Abend von der Arbeit nach Hause kommen und bevor Sie mit der Hausarbeit oder dem Kochen beginnen.

WICHTIGE ENTSPANNUNGSVERFAHREN

- **Autogenes Training:** Diese Methode stellt ein autosuggestives Entspannungsverfahren dar. Das bedeutet, es wirkt über die eigene Vorstellungskraft. Der Übende konzentriert sich auf kurze formelhafte Aussagen wie zum Beispiel »Mein Arm ist schwer«, »Mein Bein wird warm« oder »Mein Atem fließt ruhig und gleichmäßig.«
- **Progressive Muskelentspannung:** Bei diesem Entspannungsverfahren (auch Progressive Muskelrelaxation genannt) spannt der Übende nacheinander einzelne Muskelgruppen extrem an und lässt sie nach kurzer Zeit ganz langsam wieder locker. Wichtig ist dabei, den Atem nicht anzuhalten und sich der Unterschiede zwischen Anspannung und Entspannung bewusst zu werden. Durch die Entspannung der Muskeln sinken Blutdruck und Pulsfrequenz, der gesamte Organismus kommt zur Ruhe.
- **Meditative Verfahren:** Meditation wird heute nicht nur aus spirituellen Gründen, sondern auch wegen ihrer entspannenden Wirkung praktiziert. Bekannt ist zum Beispiel die von Jon Kabat-Zinn entwickelte Achtsamkeitsbasierte Stressreduktion (Mindfullness-based Stress Reduction). Eine Anleitung zu einer einfachen Naturmeditation finden Sie auf Seite 113.
- **Yoga:** Die Wurzeln von Yoga gehen ebenfalls auf spirituelle Praktiken zurück. Die speziellen Körperhaltungen und Atemübungen haben aber auch einen positiven Effekt auf Körper, Geist und Seele und bewirken eine Entspannungsreaktion. Qigong und Taijiquan: Diese beiden fernöstlichen Methoden sollen dazu dienen, den Qi-Fluss zu regulieren, den Fluss der Lebensenergie, sowie die eigene Persönlichkeit zu entwickeln. Sie kombinieren Atem-, Bewegungs- und Konzentrationsübungen und wirken auf diese Weise ebenfalls entspannend.
- **Imaginative Verfahren:** Sie wirken durch Imagination (man stellt sich im Geiste etwas Bestimmtes vor) und werden im Rahmen verschiedener Psychotherapien eingesetzt oder sind Teil anderer Methoden (Autogenes Training). Imaginationsverfahren sind beispielsweise das Katathyme Bilderleben oder Tattwa-Reisen. Eine einfache Imaginationsübung finden Sie auf Seite 113 beschrieben.

Am besten erlernen Sie Entspannnungsmethoden unter fachkundiger Anleitung, es gibt aber auch Bücher und CDs ▶ **siehe Seite 122**, die eine gute Einführung bieten.

Wohlbefinden durch Bewegung

Bewegung verhilft nicht nur zu körperlichem, sondern auch zu seelischem Wohlbefinden. Gesunde Bewegung heißt aber nicht, im Büro herumzueilen, Treppen hinauf- und hinabzurennen oder schwere Gegenstände herumzuschleppen – das ist sowohl körperlicher als auch seelischer Stress!

Machen Sie sich Gedanken darüber, auf welche Weise Sie am liebsten mindestens dreimal wöchentlich für 15 bis 20 Minuten Ihren Stoffwechsel in Schwung bringen können – durch zügige Spaziergänge, Fahrradfahren, Tanzen oder Schwimmen? Finden Sie körperliche Betätigungen, die Ihnen auf lange Sicht zusagen, sodass Sie dabei Spaß entwickeln – dann ist auch Entspannung garantiert. Neben solchen Ausdauersportarten ▶ siehe auch Seite 103 sind auch die sogenannten Balance-Bewegungen wichtig. Täglich 10 Minuten Quigong oder Tajijuan wirken sich positiv auf Körper, Geist und Seele aus.

Doch nicht nur auf die Art der Bewegung kommt es an, wenn es darum geht, sich selbst etwas Gutes zu tun. Je nach Typ sollten Sie auch bedenken, ob Sie lieber alleine aktiv sind oder in der Gruppe. In letzterem Fall können Sie zum Beispiel über Vereine oder die Volkshochschule Anschluss finden. Achten Sie auch darauf, dass Sie nicht nur »indoor« aktiv sind. Denn auch Tageslicht und frische Luft tragen zu Ihrem Wohlbefinden und einem ausgeglichenen Säure-Basen-Haushalt bei.

Übrigens: Wenn Sie beginnen, sich mehr an der frischen Luft zu bewegen, bekommen Sie wahrscheinlich automatisch Lust auf frischere, knackigere, gesündere Lebensmittel.

»Wer gesund leben will und sein Dasein weise genießen will, der muss vor allem
1. geregelt leben – arbeiten, einen Lebenszweck haben,
2. er muss sich vernünftig ernähren, nicht nur was die Wahl der Speisen betrifft, sondern auch was die Zeit des Essens angeht,
3. er muss Luft und Bewegung suchen, die gehören zu einem guten Gedeihen so notwendig wie die Nahrung selber.«

SEBASTIAN KNEIPP

Mineralstoffpräparate – ja oder nein?

Es steht außer Frage, dass die Säure-Basen-Balance durch eine geeignete Lebens- und Ernährungsweise erreicht und auch beibehalten werden sollte. Dieser Weg kann mit mineralstoff- und spurenelementhaltigen Präparaten unterstützt werden. Es sollten jedoch möglichst wenig Arzneistoffe oder Mineralstoffpräparate zum Einsatz kommen, da diese massiv in den Stoffwechsel eingreifen. Es ergibt keinen rechten Sinn, wenn Sie auf diese Weise Ihren pH-Wert im Urin in den basischen Bereich »prügeln«, an Ihrer Ernährung, Ihrer Lebensweise und der Art, wie Sie mit Ihrem Körper umgehen, aber nichts ändern. Es ist auch trügerisch, wenn Ihre Werte zwar basisch sind, Sie aber völlig übersäuert leben – im seelischen Ungleichgewicht und mit Stress, womöglich noch in Verbindung mit Nikotin und Alkohol. Natürlich ist es besser, mithilfe eines Arzneimittels basische Werte zu haben, als ohne diese Hilfsmittel stark übersäuert zu sein. Dies ist sehr viel bequemer zu erreichen als mit einer möglicherweise umfassenden Veränderung der Lebensweise. Dieser Weg entspricht aber nicht den Ansprüchen an eine dauerhafte Säure-Basen-Balance! Geben Sie sich daher einen Ruck und verändern Sie nach und nach Ihre Lebensweise. Denn es ist möglich, auf verschiedenen Ebenen basisch zu leben und so auf einen medikamentösen Ausgleich zu verzichten. Die Hinweise in diesem Buch zeigen Ihnen den Weg zur natürlichen Säure-Basen-Balance.

Chemische Mineralstoffpräparate

Entsäuernde Fertigpräparate sind zum Beispiel Alkala®-N-Pulver, Basica®-Pulver, Bullrichsalz-Tabletten® oder Bullrichsalz-Pulver®, und Neukönigsförder-Mineraltabletten®. Alle Produkte sind in der Apotheke erhältlich. Sie sollten sich aber vor der Einnahme solcher Mittel mit Ihrem Arzt besprechen.

PULVER ODER TABLETTE?

Die Darreichungsform und die Dosierung sind mit großer Sorgfalt zu entscheiden. Eine zu hohe Dosierung führt zur basischen Stoffwechselentgleisung, der Alkalose ▸ siehe Seite 19. Basenpulver entfaltet bereits im Magen seine Pufferkapazität. Dies ist durchaus

TIPP

VORÜBERGEHENDE EINNAHME!
Haben Sie sich nach Rücksprache mit Ihrem Arzt oder Therapeuten dafür entschieden, neben der Umstellung der Ernährungs- und Lebensweise ein Entsäuerungsmittel einzunehmen, sollten Sie dies auf jeden Fall nur vorübergehend, also in Form einer Kur tun.

WICHTIG

ACHTUNG BEI HERZPROBLEMEN!
Patienten, die ein Herzmedikament mit dem Wirkstoff Digitalis einnehmen, dürfen nicht mit Basenpulver behandelt werden. Beim Ausgleich der Übersäuerung kann es zum Abfall des Kaliumspiegels im Blut kommen. Dieser Kaliummangel würde eine Gefahr darstellen. Die chronische Übersäuerung wird bei Digitalis-Patienten vom Arzt, falls medikamentös nötig, mit einem Präparat ausgeglichen, das sich erst nach der Passage des Magens im Dünndarm auflöst und dort den Wirkstoff freigibt. Bitte sprechen Sie die Darreichungsform – Pulver oder Tabletten – individuell mit Ihrem Arzt ab.

nicht immer von Vorteil! Was bei chronischer Magenübersäuerung gewünscht sein mag, ist bei Magensäuremangel von großem Nachteil. Die Salzsäure des Magens ist ein wichtiges Glied in der Kette der einzelnen Stationen der Verdauung. Gerade im Alter kann die Produktion der Magensäure vermindert sein. Die Gabe eines Basenpulvers würde dieses Verdauungsproblem noch verschlimmern. Unwohlsein, Gasbildung, Aufstoßen und Durchfälle wären als Folgen zu erwarten. In der Literatur wurden mehrere Fälle von Mageneinrissen nach der unsachgemäß hoch dosierten Einnahme von Pulver beschrieben. Tabletten, die sich erst nach der Passage des Magens auflösen, bergen diese Gefahr nicht.

BASENPULVER NACH SANDER

Friedrich Sander, ein Säure-Basen-Pionier, hat ein Basenpulver entwickelt, das Säuren puffert und gleichzeitig Mineralien zuführt. Die Originalrezeptur von Sander lautet: Natrium phosphoricum 10,0 g, Kalium bicarbonicum 10,0 g, Calcium carbonicum 100,0 g, Natrium bicarbonicum ad 200,0 g. Diese Mischung können Sie sich nach Absprache mit Ihrem Arzt in Ihrer Apotheke zubereiten lassen. Geben Sie einen halben Teelöffel in einen Viertelliter Wasser, rühren Sie gut um und trinken Sie die Lösung nach dem Essen. Stößt Ihnen danach Luft auf, zeigt dies, dass eine Säurepufferung im Magen stattgefunden hat.

> »Alle Dinge sind Gift und nichts ist ohne Gift; allein die Dosis machts, dass ein Ding kein Gift sei.«
>
> PARACELSUS

Pflanzliche Mineralstoffspender

Neben den reinen Mineralstoffpräparaten stehen auch pflanzliche Präparate zur Verfügung. Auch sie sollten nur nach Vorschrift angewendet werden. Basische Wirkung auf den Körper haben:
- fermentierte Blütenpollen
- Spirulina-Algen
- Alfalfasprossen
- Kartoffelpresssaft
- Pressextrakte aus Weizenkeimen oder, noch besser, grüner Gerstenextrakt (barley green)
- Orgon Wurzelkraft und Orgon 7x7 Kräutertee

Sie erhalten die genannten Produkte über den Fachhandel oder über den Versandhandel von Naturprodukten. Lassen Sie sich aber vorab im Reformhaus oder besser noch von einem naturheilkundlich versierten Therapeuten gut beraten, welche Mittel die geeigneten für Sie sind.

Entsäuerungstee

Es müssen nicht immer chemische Mineralstoffpräparate oder fertige pflanzliche Mineralstoffspender sein. Wenn Sie sich von Zeit zu Zeit in basischer Hinsicht etwas Gutes tun wollen, bereiten Sie sich doch einfach einen Entsäuerungstee zu. Alle Zutaten dafür erhalten Sie im Reformhaus oder in der Apotheke.

So wird's gemacht
2 TL Ackerschachtelhalmkraut | 2 TL Brennnesselkraut | 1 TL Kamillenblüten | 1 TL geschrotete Fenchelsamen

Geben Sie alle Zutaten in ein Teesieb und übergießen Sie sie mit einem halben Liter kochendem Wasser. Lassen Sie den Tee sechs Minuten ziehen, seihen Sie ihn anschließend ab und halten Sie ihn in einer Thermoskanne warm. Trinken Sie dreimal täglich eine Tasse von diesem Entsäuerungstee. Wichtig ist dabei, dass Sie die erste Tasse morgens auf nüchternen Magen zu sich nehmen.

Mit Gelassenheit ans Werk

Sicher ist es nicht ganz einfach, all die in diesem Buch beschriebenen Dinge im Alltag umzusetzen, zumal eine Besserung eventu-

> **WICHTIG**
>
> **ACHTUNG BEI NIERENPROBLEMEN**
> Nierenkranke und Menschen, die Arzneimittel nehmen müssen, welche die Wasserausscheidung beeinflussen, dürfen die empfohlenen Mineralstoffpräparate nicht anwenden. Das Gleiche gilt für Menschen, deren Magen zu wenig Säure produziert. Die Beschwerden, die von einem Säuremangel hervorgerufen werden, zum Beispiel Völlegefühl und Verdauungsschwäche, könnten dadurch verstärkt werden.

INFO

MIT VERZÖGERUNG RECHNEN

Die Säure-Basen-Balance tritt verzögert ein, also nicht gleich, nachdem Sie begonnen haben, sich basisch zu ernähren. Denn die Säurezwischenlager in der Muskulatur müssen für den angestrebten Ausgleich des Säure-Basen-Haushalts erst abgebaut werden.

eller Beschwerden nicht sofort nach der ersten Umstellung zu spüren sein wird. Haben Sie über lange Zeit Ihren Körper übersäuert, kann sein pH-Wert unmöglich nach wenigen basisch ausgerichteten Mahlzeiten im neutralen Bereich liegen. Wenn Sie aber die 8-Tage-Kur sowohl für die Ernährung als auch für Körper und Seele durchführen, werden Sie bald eine deutliche Besserung spüren. Wollen Sie Ihre Ernährungs- und Lebensgewohnheiten ändern, ist es wichtig, zunächst Ihre Stoffwechselsituation zu erkunden; dazu sind das theoretische Wissen im ersten Kapitel dieses Buches und Ihr Säure-Basen-Tagesprofil ▸ siehe Seite 21 und 50 erforderlich. Im Lauf der Zeit werden Sie ein Gefühl dafür entwickeln, was Ihr Körper braucht, und in der Voraussage Ihres Urin-pH-Werts erstaunlich sicher werden. Deshalb ist es überflüssig, nach den ersten Erfahrungen noch jeden Tag Messwerte zu ermitteln; verfallen Sie nicht in den Messzwang, das bereitet nur Stress! Nähern Sie sich langsam, aber stetig Ihrem Ziel, der Säure-Basen-Balance. Die Praxis zeigt: Je radikaler wir unsere Lebens- und Essgewohnheiten umstellen wollen, desto schneller werfen wir unsere Vorhaben wieder über Bord. Beginnen Sie deshalb zunächst mit einem Entlastungstag, um Ihren Körper einzustimmen ▸ siehe Seite 65. Dann probieren Sie von den empfohlenen Lebensmitteln, was Ihnen schmeckt und was Ihrem Körper guttut; gehen Sie eher spielerisch als verbissen an die Sache heran!

TIPP

IHR SÄURE-BASEN-TAGEBUCH

Vor allem wenn intensive Veränderungen anstehen, kann es hilfreich sein, ein Tagebuch zu führen. Es zeigt Ihnen zum einen, wie wichtig Sie Ihr Vorhaben nehmen. Und es hält zum anderen alle Erfolge nachlesbar für Sie bereit. Dadurch können Sie sich immer wieder motivieren! Notieren Sie vor allem am Anfang alles, was Sie tagsüber essen und wie Sie sich danach fühlen. So werden Sie mit der Zeit immer besser auswählen können, was Ihnen guttut. Außerdem gewinnen Sie so einen Überblick über Ihren neuen Lebensstil.

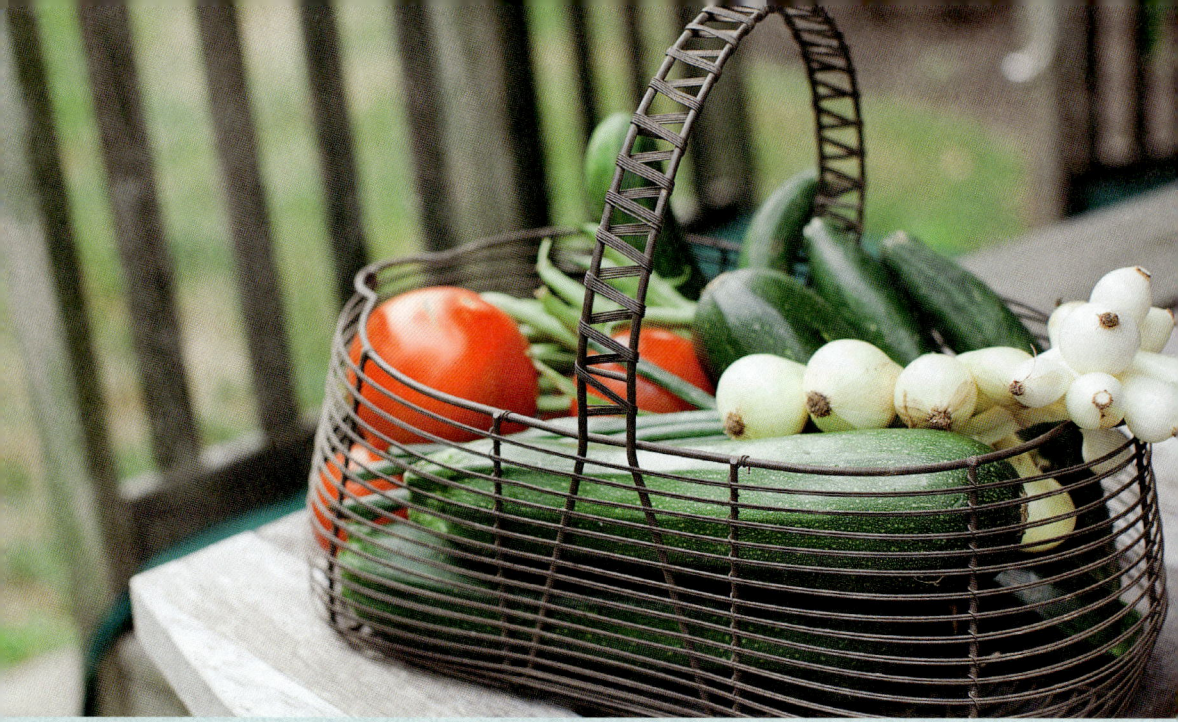

ERNÄHRUNG – DAS A UND O DER GESUNDHEIT

Haben Sie mithilfe der Teststreifen festgestellt, dass Ihr Säure-Basen-Haushalt nicht so ausgeglichen ist, wie es wünschenswert wäre? Dann sollten Sie nun den Einstieg ins basische Leben vollziehen: mit der passenden Ernährungsform und einer 8-Tage-Kur. Denken Sie dabei vor allem daran, was Sie sich mit der Veränderung Gutes tun. Bald werden erste Erfolge bemerkbar – Ihr Befinden wird sich bessern. Zugleich sollten Sie aber auch einplanen, langfristig so zu leben, wie es Körper und Seele zugutekommt – nämlich in der Säure-Basen-Balance.

Basenorientiert essen

Die wichtigste Änderung gegenüber Ihren früheren Gewohnheiten wird vermutlich die Umstellung Ihrer Ernährung sein, das heißt, Sie werden basenorientierter essen. Allerdings gilt auch dann: Was schmeckt, bekommt besser als ein ungeliebtes Mahl. Und lieber hin und wieder mit Freude »sündigen«, dann aber basisch weiteressen.

Ein Entlastungstag

Essen Sie an diesem Tag wenig, einfach und gerade so viel, dass Sie eben gesättigt sind. Ihre Nahrung sollte sich weitgehend aus gedünstetem Gemüse oder Rohkost, Obst und Gemüsebrühe zusammensetzen. Trinken Sie nur Kräutertees oder kohlensäurefreies Mineralwasser, steigern Sie Ihre Trinkmenge auf 2 bis 2,5 Liter. Meiden Sie Genussgifte wie Zigaretten, Kaffee und Süßigkeiten. Zum Entlastungstag gehört außerdem, dass Sie versuchen, sich von seelischen Lasten, Stress und Spannungen zu befreien. Machen Sie Urlaub von allen Belastungsfaktoren.

> **TIPP**
>
> **BEHUTSAM VORGEHEN**
> Jede Ernährungsumstellung ist ein Eingriff in den Stoffwechsel, den Ihr Körper registriert. Sie sollten daher jede Neuregelung behutsam vollziehen, nicht von heute auf morgen. Stehen starke Veränderungen in Ihrem Ernährungsverhalten an, sollten Sie diese mit Ihrem Arzt oder Therapeuten besprechen.

Zubereitung der Speisen

Lebensmittel sind im besten Fall lebende und nicht tote Produkte und sollten viele wertvolle Stoffe enthalten. Pflanzliche Mineralien oder Spurenelemente wie Kalzium, Magnesium, Eisen, Phosphor, Natrium, Kalium oder Selen sollten daher nicht herausgewaschen und weggekocht werden, sondern durch schonende Zubereitung in den Nahrungsmitteln erhalten bleiben. Vitalstoffe wie Vitamine, Enzyme, ätherische Öle und mehrfach ungesättigte Fettsäuren sind hitzeempfindlich und müssen entsprechend behandelt werden. Auch ist Garen nicht gleich Garen. Die meisten Nährstoffe und Vitamine bleiben erhalten, wenn die Zutaten sehr schnell auf Gartemperatur gebracht und dann bei mäßig hohen, gleichmäßigen Temperaturen gegart werden. Langes und heftig sprudelndes Kochen sowie zu heißes Braten zerstört Inhaltsstoffe. Gehen Sie also schonend mit Nahrungsmitteln um. Das heißt zum Beispiel, Gemüse sollte noch Biss haben. Ihr Körper wird es Ihnen danken, wenn Sie die Nahrungsmittel nicht tot kochen!

Eine gute Möglichkeit, behutsam zu garen, ist der chinesische Wok, am besten von einer Gasflamme geheizt. Durch die hohe Hitze am Boden ist die Garzeit sehr kurz und das Essen verliert nur wenig wertvolle Inhaltsstoffe. Ein moderner, gut gearbeiteter Wok auf dem Ceran- oder Induktionsherd befriedigt ebenfalls höchste Ansprüche. Es muss also nicht zwingend Gas sein.

WICHTIG

VORSICHT! MIKROWELLEN
Vor allem möchte ich vor dem Gebrauch eines Mikrowellengerätes warnen. Die durch diese Garmethode erzeugten hohen Temperaturen im Kern der Lebensmittel schädigen die Zellstrukturen. Mikrowellen zerstören zudem ätherische Öle in Gewürzen und Kräutern, die für Geruch, Geschmack und Bekömmlichkeit der Speisen zuständig sind.

Mediterrane Kost

Die Küche rund um das Mittelmeer ist äußerst schmackhaft und reich an basischen Elementen. Obst, Kräuter, Gemüse, Salate werden reichhaltig angeboten und sind die Basis einer gesunden (und sehr beliebten) Ernährungsweise. Mineralien, Vitamine, gesunde Öle, etwa kalt gepresstes Olivenöl, mit einem hohen Anteil an ungesättigten Fettsäuren, das sind die Elemente dieser Küche. Der Anteil an frischem Fisch, Fleisch und Geflügel nähert sich dabei dem empfohlenen 20:80-Verhältnis ▶ siehe Seite 51 an. Wichtig ist beim Nachahmen, dass Sie die verschiedenen Teile einer Mahlzeit aufeinander abstimmen und nicht nur Pizza oder Pasta zu sich nehmen. Die mediterrane Küche wird immer in verschiedenen Gängen genossen. Zudem nimmt man sich Zeit, die Nahrung zu genießen, mit Freunden am Tisch zu sitzen, gemütlich zu schwatzen und entspannt über die Köstlichkeiten auf der Tafel zu fachsimpeln. Die Freude an der Zubereitung der Speisen und am Essen ist mindestens genauso gesund wie das langsame Schlemmen und die gute Qualität der frischen Produkte, die reich an Vitaminen und Vitalstoffen sind. Wenn es Ihnen gelingt, einen Teil dieser südländischen Freude an Ihren Tisch zu zaubern, sind Sie garantiert auf dem richtigen Weg zu einer langfristigen Säure-Basen-Balance. Holen Sie sich doch in einem guten italienischen oder spanischen Restaurant in Ihrer Gegend Anregungen für die Mittelmeerküche zu Hause. Einiges können Sie sicher in Ihren basisch geprägten Alltag integrieren. Außerdem gibt es zahlreiche gute Kochbücher mit Rezepten zur Mittelmeerküche.

> »Die Ernährung ist nicht das Höchste, aber sie ist der Boden, auf dem das Höchste gedeihen oder verderben kann.«
>
> MAXIMILIAN BIRCHER-BENNER

Die Einteilung der Lebensmittel

Die meisten Lebensmittel, die wir zu uns nehmen, erzeugen im Körper Säuren oder Basen. Es gibt auf unserem Speiseplan aber auch Lebensmittel, die dem Stoffwechsel keinerlei Probleme bereiten, da sie in Bezug auf das Säure-Basen-Gleichgewicht eine neutrale Stellung einnehmen. Dazu gehören zum Beispiel kohlensäurefreies Mineralwasser, naturbelassene Fette und kalt gepresste Öle, frische Butter, frische Walnüsse sowie grüne Bohnen. Auf Seite 68/69 finden Sie eine Tabelle, in der zahlreiche Lebensmittel nach ihrer Wirkung im Stoffwechsel unterteilt sind: Es werden Basenbildner, Säurebildner und neutral wirkende Nahrungsmittel unterschieden. Diese Übersicht erleichtert es Ihnen, sich zukünftig so zu ernähren, dass Ihr Körper das Säure-Basen-Gleichgewicht gewinnt. Um einen ausgeglichenen Säure-Basen-Haushalt zu erhalten, ist es aber nicht notwendig, ausschließlich basenbildende Lebensmittel zu sich zu nehmen. Sie können weiterhin säuernde Lebensmittel, etwa Fleisch, Eier und Getreideprodukte, essen. Allerdings sollte deren Anteil keinesfalls mehr als 20 Prozent Ihrer Gesamtnahrung betragen. Auch eine Tasse Kaffee können Sie genießen, ohne gleich befürchten zu müssen, dass sie den gesamten Organismus ins saure Milieu treiben wird. Haben Sie neben einer solchen Ernährungssünde für eine ausreichende Basenzufuhr gesorgt, werden Sie – eine ausgeglichene Lebensweise vorausgesetzt – beim gelegentlichen Urin-pH-Test feststellen können, dass das Verhältnis zwischen Säuren und Basen stimmt.

Natürlich entsprechen Genussmittel wie Kaffee, schwarzer Tee, Zuckerprodukte, gesüßte Säfte und auch Wurstwaren nicht den Richtlinien einer Vollwerternährung. Die Praxis zeigt jedoch, dass es sinnvoller ist, langfristig eine weitgehend gesunde, das heißt überwiegend basische Ernährung anzustreben, als extreme Verbote durchsetzen zu wollen, die auf Dauer dann doch nicht eingehalten werden.

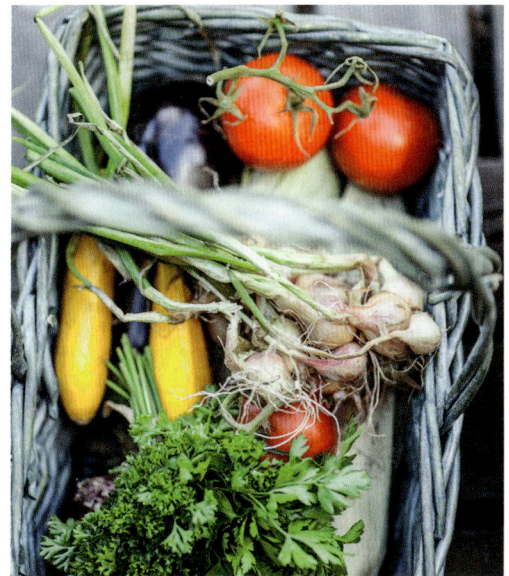

Die meisten Obst- und Gemüsesorten haben eine basische Wirkung.

SÄURE- UND BASENBILDENDE LEBENSMITTEL

Diese Aufstellung soll Ihnen als Orientierungshilfe dienen, wenn Sie sich selbst Gerichte nach der 80:20-Regel zusammenstellen wollen.

GEMÜSE, PILZE, HÜLSENFRÜCHTE

Basisch
- Algen
- Auberginen
- Bleichsellerie
- Blumenkohl
- Bohnen, frisch
- Brokkoli
- Chicorée
- Eisbergsalat
- Endivie, frisch
- Fenchel
- Frühlingszwiebeln
- Gurken, frisch
- Karotten
- Kartoffeln
- Keimlinge/Sprossen
- Kohlrabi, Knollen
- Kopfsalat
- Knoblauch
- Kräuter
- Kürbis
- Lauch
- Löwenzahn
- Mangold
- Meerrettich
- Petersilie
- Pfifferlinge
- Radieschen
- Radicchio
- Rettich, weiß
- Rhabarber
- Rote Bete
- Sauerkraut
- Schwarzer Rettich
- Schwarzwurzel
- Spinat, roh
- Steinpilze
- Topinambur
- Weiße Bohnen, getrocknet
- Weißkohl
- Zucchini

Eher neutral
- Champignons
- Erbsen, grün
- Feldsalat
- Grünkohl
- Paprika
- Rotkohl
- Spinat, gekocht
- Tomaten
- Wirsingkohl
- Zwiebeln

Sauer
- Artischocken
- Erbsen, getrocknet
- Gemüsekonserven
- Linsen
- Mais
- Rosenkohl

NÜSSE, SAMEN

Basisch
- Haselnüsse
- Kürbiskerne
- Mandeln
- Sonnenblumenkerne

Eher neutral
- Cashewkerne
- Maronen
- Pistazienkerne
- Walnüsse

Sauer
- Erdnüsse
- Leinsamen
- Sesam

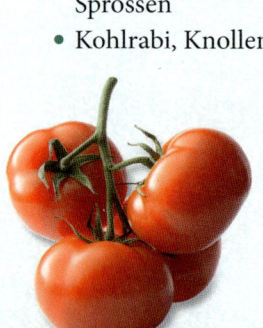

ERNÄHRUNG – DAS A UND O DER GESUNDHEIT

MILCH UND MILCHPRODUKTE, EIER

Basisch
- Eigelb
- Buttermilch
- Frischmilch
- Molke
- Sojadrink

Eher neutral
- Joghurt
- Kefir
- Sahne, frisch
- Süßrahmbutter

Sauer
- Crème fraîche
- Dickmilch
- Frischkäse
- H-Milch
- H-Sahne
- Hühnereiweiß
- Käse
- Mozzarella
- Parmesan
- Quark
- Sauerrahm
- Schmelzkäse

FRÜCHTE

Basisch
- Ananas
- Äpfel
- Aprikosen
- Avocado
- Banane
- Birne
- Brombeeren
- Erdbeeren
- Früchte, getrocknet
- Grapefruit
- Heidelbeeren
- Himbeeren
- Johannisbeeren
- Kirschen
- Kiwi
- Mandarine
- Mango
- Melone
- Mirabellen
- Orange
- Pfirsich
- Pflaumen
- Stachelbeeren
- Trauben
- Zitrone

GETRÄNKE

Basisch
- Kräutertee
- Mineralwasser ohne Kohlensäure
- Schwarztee, lang gezogen

Eher neutral
- Getreidekaffee

Sauer
- Alkoholische Getränke, z. B. Bier, Wein
- Mineralwasser mit Kohlensäure
- Kaffee
- Schwarztee, kurz gezogen
- Süße Limonaden, Cola u. Ä.

FLEISCH UND FISCH

Sauer
- Ente
- Fisch
- Gans
- Hammel
- Hase
- Hühnerfleisch
- Kalbfleisch
- Kaninchen
- Lamm
- Meeresfrüchte
- Pute
- Reh
- Rindfleisch
- Schinken
- Schweinefleisch
- Truthahn

GETREIDE UND ÄHNLICHES

Basisch
- Buchweizen
- Sojamehl

Eher neutral
- Amarant
- Cornflakes, ohne Zucker
- Grünkern
- Hirse
- Schrotbrot
- Vollkornbrot
- Vollkornprodukte
- Vollkornreis
- Weizenkeime

Sauer
- Croissants
- Gerste
- Haferflocken
- Knäckebrot
- Kommissbrot
- Maisstärke
- Mischbrot
- Reis, poliert
- Teigwaren
- Nudeln
- Weißbrot
- Weizen, geschält
- Weizengrieß
- Auszugsweizenmehl

Frische ist Trumpf

Der Mineral- und Vitalstoffgehalt bei einer basenüberschüssigen Ernährung ist abhängig von der Qualität der Produkte und der Zubereitung. Frische ist wesentlich. Kaufen Sie möglichst Waren aus kontrolliert biologischem Anbau und achten Sie darauf, dass die zum Verzehr vorgesehenen Obst- und Gemüsesorten keine allzu großen Entfernungen zurücklegen mussten. Jede Frucht und jedes Gemüse verliert an Vitalität, wenn es tage-, manchmal sogar wochenlang in Kisten verpackt um die halbe Welt geschippert oder geflogen wird. Kaufen Sie deshalb auch nur Produkte der Saison und verarbeiten Sie diese möglichst rasch. Denn nur dann können Sie sicher sein, dass die Lebensmittel nicht zu lange gelagert wurden. Vermeiden Sie auch unnötiges Wässern und lassen Sie vorbereitetes Gemüse nicht zu lange stehen – Luft und Licht sind Vitamin- und Mineralstoffkiller! Tiefkühlgemüse oder ein tiefgekühltes Fertiggericht mit einem hohen Anteil an basenbildenden Bestandteilen ist immer besser als ein rein säuernder Stiller des Heißhungers.

Leben nach Saison

Jede Jahreszeit hat ihre besondere Küche. Und auch unser Körper scheint sich diesem Rhythmus angepasst zu haben. So vertragen wir in der kalten Jahreszeit zum Beispiel viel weniger Obst als im Sommer – und dementsprechend ist unser Bedürfnis danach deutlich geringer. Die Wintergemüse (Grünkohl, Blumenkohl, Feldsalat, Porree, Zwiebel, Sellerie, um nur einige zu nennen) schmecken in ihrer Jahreszeit besonders gut. Treibhaussalate mit ihrem hohen Nitratgehalt sollten in der dunklen Jahreszeit dagegen weniger auf den Tisch kommen; wollen Sie dennoch nicht darauf verzichten, dann essen Sie nur die grünen Blattteile, da die Rippen besonders belastet sind.

Kräuter – basisch und lecker

Ob Schnittlauch, Petersilie, Dill, Basilikum, Minze oder Majoran – sie alle sind gesund und schmackhaft. In der basischen Küche sorgen sie für die Mineralstoff- und Vitaminzufuhr, leisten je nach Inhaltsstoffen »medizinische Hilfe« bei allerlei Beschwerden und sorgen für den geschmacklichen Pfiff. Legen Sie auf dem Fensterbrett, dem Balkon oder im Garten eine Kräuterecke an. Neben der Freude an den Pflanzen sorgen Sie so für Frische beim Kochen.

> **TIPP**
>
> **SALZ SPAREN**
> Würzen Sie Ihr Essen ausgiebig mit frischen Kräutern – Sie werden merken, dass Sie so viel weniger Kochsalz verwenden müssen.

Kartoffel – die basische Knolle

Diese Ackerfrucht ist ein wahres Wunderwerk der Natur. Reich an Vitamin C und B-Vitaminen, enthält sie außerdem Mineralien, Ballaststoffe und pflanzliches Eiweiß – alles Bestandteile, die vom Körper besonders gut verstoffwechselt werden. Schonend in der Pelle gegart, verliert die Kartoffel nur wenig von ihren gesunden Inhaltsstoffen. Kartoffeln lassen sich für Jung und Alt in vielen verschiedenen Varianten, je nach Geschmack, zubereiten und sind eine perfekte Basis oder Beilage beim basenorientierten, schmackhaften Kochen. Kartoffel-Kochbücher zeugen von von ihrer Vielseitigkeit
▶ siehe Seite 122.

> **TIPP**
>
> **KARTOFFELFREUDEN**
>
> Kartoffeln eignen sich bestens für die Säure-Basen-Balance. Deshalb: Überdenken Sie Ihre gewohnten Gerichte. Gibt es mehr Möglichkeiten, die basische Knolle zu integrieren? Wo könnten Sie Beilagen wie Nudeln, polierten Reis, Brot oder Teigwaren durch Kartoffeln ersetzen? Egal, ob als Pell- oder Ofenkartoffel, Salat, Suppe oder Auflauf, die Kartoffel sollte – da basisch – in Ihrer Küche ein gern verarbeitetes Produkt sein!

Eine wunderbare Basensuppe ist die klassische Kartoffelsuppe aus Omas Küche, hergestellt aus mehlig kochenden Kartoffeln, angeschwitzten Zwiebeln, Petersilie, reichlich Möhren, Lauch und Sellerieknolle. Sind Sie berufstätig oder haben Sie wenig Zeit zum Kochen, können Sie eine große Menge Kartoffelsuppe herstellen und diese portionsweise einfrieren. Im Wasserbad ist die Suppe bei Bedarf schnell aufgetaut und im Topf gewärmt nach wenigen Minuten essfertig.

Säfte – basisch genießen

Frisch gepresste Obst- und Gemüsesäfte und sogenannte Direktsäfte leisten einen wichtigen Beitrag zur basischen Ernährung. Sie sind reich an Vitaminen, Mineral- und Ballaststoffen – vorausgesetzt, sie wurden nicht thermisch behandelt und durch starkes Filtern ihrer wertvollen Ballaststoffe beraubt. Beim Kauf von Säften ist auf deren Zusätze zu achten. Steht auf der Flasche »Fruchtnektar«, enthält der Saft oft wenig Frucht, dafür viel Zucker (bis zu 20 Prozent) und Wasser. Für die Säure-Basen-Balance sind Obst- und Gemüsesäfte ohne Zuckerzusatz deutlich günstiger. Auch sie werden heute in großer Vielfalt angeboten.

Multivitaminsäfte setzen sich meist aus verschiedenen Saftkonzentraten zusammen. Bitte beachten Sie auch hier die Zucker- und Zusatzstoffangaben auf dem Etikett und halten Sie die vom Hersteller empfohlene Tagesdosis ein. Es empfiehlt sich meist, diese

Säfte mit stillem Mineralwasser oder Leitungswasser verdünnt zu trinken, um die Flüssigkeitsbilanz durch die hohe Konzentration nicht negativ zu beeinflussen. Auch die Verträglichkeit der Obst- und Gemüsesäfte wird so gefördert. Bei hohen Konzentrationen von Säuren oder Mineralien kann es bei einigen Säften allerdings zu Unverträglichkeiten kommen!

Wer fünfmal täglich Obst oder Gemüse, auch in Form von Säften, genießt, trägt wesentlich dazu bei, seinen Körper bei der natürlichen Krebsabwehr (▶ siehe Seite 122, Bücher, die weiterhelfen) zu unterstützen und Herz-Kreislauf-Erkrankungen erst gar nicht entstehen zu lassen.

TIPP

VIELFALT IM GEFRIERSCHRANK
Stellen Sie von den verschiedensten Gemüsesuppen ab und zu einige Portionen mehr her, als Sie an diesem Tag verspeisen wollen, und frieren Sie diese in entsprechenden Portionen ein. Bald befindet sich in Ihrem Tiefkühlschrank oder in der Truhe ein variationsreiches Angebot an basischen Suppen für zwischendurch. Die Portionen sollten nicht zu groß und die Behältnisse recht flach sein, damit das Auftauen schneller geht.

Sprossen – lecker und gesund

Keimlinge und Sprossen sind im Winter eine willkommene Abwechslung. So kommt Frisches auf den Tisch, das zudem sehr empfehlenswert für die Säure-Basen-Balance ist. Da die kleinen Kraftwunder und Vitaminbomben sich sehr einfach zu Hause züchten lassen, sollten Sie ihnen einen Platz in Ihrer Küche und auf Ihrem Speiseplan einräumen ▶ siehe Seite 74/75.

VITALSTOFFBÖMBCHEN

Es macht Spaß, Sprossen und Keime wachsen zu sehen, doch noch größer ist der Genuss dieser vitalstoffreichen Winzlinge, die sich vielfältig in der Küche einsetzen lassen. Sie enthalten Ballaststoffe und schwer lösliche Stärke, die während der Verdauung nur langsam abgebaut wird. Das heißt, Sie bleiben länger satt.

Die gebräuchlichsten Samen zum Keimen sind: Weizen, Kürbiskerne, Kresse, Alfalfa, Sonnenblumenkerne, Leinsamen, Kichererbsen, Azukibohnen, Sesam, Linsen, Bockshornklee, Senf, Mungbohnen, Hafer, Buchweizen, Roggen, Rettich, Radieschen und Gerste. Außer Kichererbsen und Mungbohnen können alle Sprossen roh gegessen werden, sie behalten so ihre volle Kraft. Gewöhnen Sie Ihren Körper aber langsam daran, falls Sie sich bislang eher ballaststoffarm ernährt haben. Ihr Darm muss erst lernen, das neuartige Nahrungsangebot aufzuschließen und zu verarbeiten.

ERNÄHRUNG – DAS A UND O DER GESUNDHEIT

INFO

KRAFTPAKETE
Während des Keimvorgangs steigt der Vitamin- und Mineralstoffgehalt in den Sprossen stark an. Es ist also die pure Kraft des neu entstehenden Pflanzenlebens, die Sie mit Sprossen zu sich nehmen.

DAS KEIMEN IM KEIMGERÄT

Von den im Handel angebotenen Keimvorrichtungen sind Geräte mit drei Keimebenen ideal, weil man in den übereinander angeordneten Schalen verschiedene Sprossen in verschiedenen Entwicklungsstadien züchten kann. Die Schalen müssen nach jedem Gebrauch gründlich gereinigt werden, da sich in den Rillen Bakterien und Pilze ansammeln können. Empfehlenswert ist, in der obersten Schale Rettich- oder Radieschensprossen zu ziehen. Sie sind bakterien- und pilztötend und wirken dadurch regelrecht desinfizierend auf die unteren Schalen.

KEIMGERÄT SELBST GEBAUT

Wenn Sie gerne Ihre Keime zu Hause ziehen wollen, dann können Sie es sich aber noch einfacher machen – und dabei Geld sparen. Die einfachste und billigste Methode ist das Keimen im Weckglas:

Sie benötigen
Samen der Pflanzen, deren Sprossen Sie genießen wollen | ein Weckglas | einen Gummiring | einen grobporigen Stoff, wie zum Beispiel Gaze.

So wirds gemacht
1 Die Samen im Glas in handwarmem Wasser 6 bis 12 Stunden lang einweichen.
2 Danach befestigen Sie die Gaze mit dem Gummiring über der Glasöffnung und lassen das Wasser ablaufen. Es darf kein Wasser im Glas verbleiben.
3 Zwei- bis dreimal täglich werden die Sprossen nun mit klarem Wasser gut durchgespült und abgegossen.

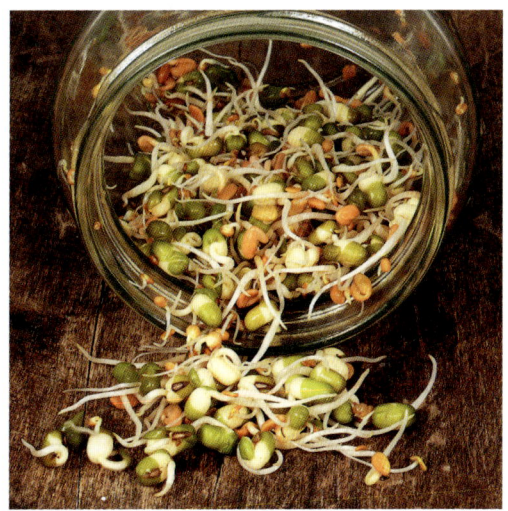

Doppelte Freude – beim Keimen zusehen und anschließend genießen.

TOP 5: SPROSSEN FÜR DIE SÄURE-BASEN-BALANCE

Sprossen liefern wichtige Mikronährstoffe, die für eine gesunde Ernährung und einen ausgeglichenen Säure-Basen-Haushalt wichtig sind. Sie enthalten Vitamine, Mineralstoffe beziehungsweise Spurenelemente.

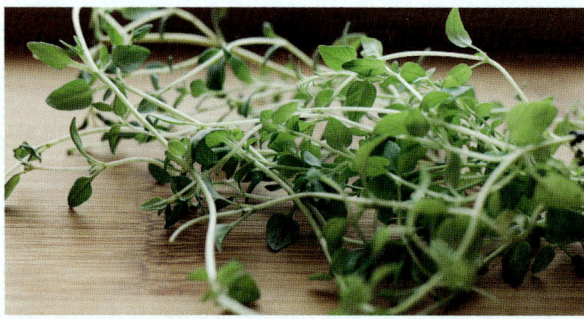

ALFALFA (LUZERNE)

Sie gilt als die unangefochtene Königin der Sprossen und ist besonders reich an Chlorophyll, Vitamin C und E, B-Vitaminen und an Mineralstoffen wie Phosphor, Eisen, Kalzium, Magnesium, Kalium und Selen. Der hohe Kalziumgehalt macht sie zu einem wichtigen Unterstützer unserer Knochen. Luzerne- oder Alfalfasprossen enthalten außerdem viele Proteine und Amonisäuren, was für die Muskeln gut ist. Alfalfa deckt einen großen Teil der Nahrungsbestandteile ab, die der Mensch zum Leben braucht – daher auch der Name: Alfalfa kommt aus dem Arabischen und bedeutet in etwa »Vater aller Nahrung«.

KRESSE

Gemeint ist die Gartenkresse, die nicht verwechselt werden darf mit Brunnen- oder Kapuzinerkresse! Sie ist reich an Vitamin A, Vitaminen der B-Gruppe, Vitamin C und Niacin und enthält Mineralstoffe wie Kalium, Kalzium, Eisen und Phosphor.
Kresse sondert beim Keimen besonders viel Schleim ab und sollte nur in speziellen Keimgeräten oder Keimschalen, die Sie im Handel bekommen, gezogen werden. Es gibt sie aber auch schon fertig gezogen in Schälchen. Vor dem Verzehr der Kresse sollten sich die grünen Blättchen entwickelt haben.

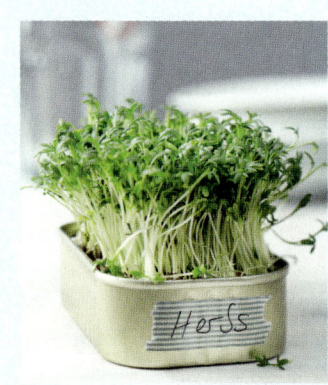

ERNÄHRUNG – DAS A UND O DER GESUNDHEIT

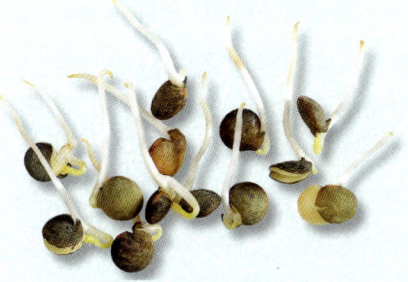

LINSEN

Linsen sind eine sehr alte Nutzpflanze – man erinnere sich nur an die biblische Geschichte von Esau, der seinem Bruder Jakob für ein Linsengericht das Erstgeburtsrecht abtrat. Gegessen werden üblicherweise die Linsensamen in Form von Suppe oder Eintopf. Man kann aus ihnen jedoch sehr gesunde und nährstoffreiche Sprossen ziehen. Diese sind reich an Vitamin A, Vitaminen der B-Gruppe und Niacin. Neben Kalium, Eisen und Phosphor enthalten sie außerdem auch hochwertiges pflanzliches Eiweiß. Am besten keimen die kleineren Linsen – die großen Früchte setzen ziemlich leicht Schimmel an.

RETTICH

Rettichsprossen verleihen vor allem Salaten eine würzig-scharfe Note. Sie enthalten reichlich Vitamine der B-Gruppe sowie Vitamin C, zudem Niacin, Kalium, Kalzium, Eisen und Natrium. Sie wirken desinfizierend und pilztötend. Rettichsamen werden wie Kressesamen als Grünkraut verwendet und sind wie diese nicht zur Keimung im Glas geeignet.

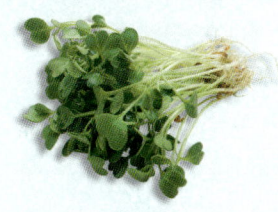

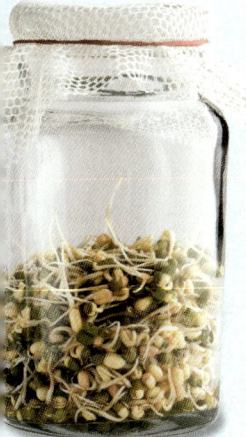

MUNGBOHNEN

Die Sprossen der Mungbohne werden im Handel meist unter dem Namen »Sojasprossen« angeboten. Zwar sind Mung- und Sojabohnen verwandt, aber nicht identisch. Insofern ist der Name irreführend. Mungbohnenprossen sind reich an den Vitaminen A, E und B, an Mineralstoffen wie Eisen, Phosphor, Kalium, Magnesium und Kalzium. Sie sind ein klassisches Wok-Gemüse. Mungbohnen keimen sehr schnell, sodass Sie die Sprossen innerhalb kurzer Zeit ernten können. Da diese Sprossen roh geringe Mengen eines natürlichen Gifts enthalten, das durch Hitze abgebaut wird, sollten sie vor dem Verzehr immer drei Minuten gegart werden.

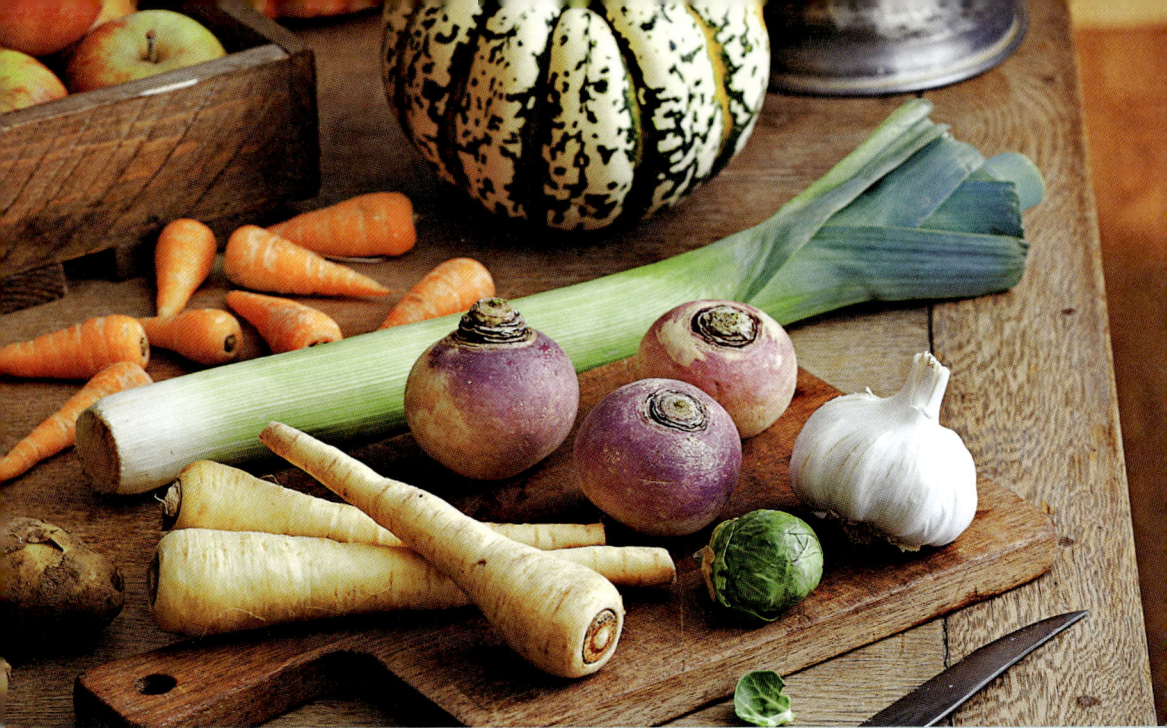

DIE 8-TAGE-KUR – BASISCH GENIESSEN

Sie haben sich mit dem Entlastungstag bereits auf die acht basischen Tage eingestimmt. Nun beginnen Sie mit der Kur. Das Wort »Kur« klingt für Sie vielleicht nach fadem Essen. Doch keine Angst – Sie werden jeden einzelnen Tag genießen. Die nachfolgenden Rezepte sind als Anregung gedacht und können nach Geschmack und Saison verändert werden. Halten Sie sich aber immer an die 80:20-Regel ▶ siehe Seite 51.

Wichtige Hinweise

Alle Rezepte auf den folgenden Seiten gelten für zwei Personen beziehungsweise Portionen. Und für alle Gerichte und Mahlzeiten gilt:
- Lassen Sie sich beim Essen Zeit.
- Essen Sie genügend, aber hören Sie auf, sobald sich ein Sättigungsgefühl einstellt.
- Essen Sie erst wieder, wenn Sie wirklich Hunger verspüren.

DIE 8-TAGE-KUR – BASISCH GENIESSEN

Diese Hinweise zu Sättigung und Hunger gelten allerdings nicht für Menschen mit Untergewicht und/oder Essstörungen und für Kranke, die viel Gewicht verloren haben!
- Kauen Sie beim Essen immer sehr sorgfältig. Vergessen Sie aber vor Freude über die köstlichen Mahlzeiten Ihre Seele, das heißt Ihren Body-&-Soul-Fahrplan, nicht
  ▸ siehe ab Seite 98!

Beginnen sie die Basentage am besten an einem Wochenende. Die alltägliche Hast und Hektik sind an diesen Tagen weitgehend unterbrochen und Sie können sich mit Leib und Seele dem Genuss Ihrer neuen Ernährungs- und Lebensweise widmen.

Essen und Getränke

Zum Frühstück empfiehlt sich grüner Tee. Er ist wegen seiner Mineralstoffe nicht nur gesund, sondern macht auch munter. Kommen Sie nur mit Kaffee richtig in Schwung? Süßen Sie ihn nicht mit Zucker, und trinken Sie dazu mehrere Gläser heißes Mineralwasser ▸ **siehe Seite 53–54**. So wachen Sie nicht nur auf, sondern optimieren auch Ihren Wasserhaushalt.

Bei vielen Gerichten wird das Gemüse in Gemüsebrühe gekocht. Sie enthält danach nicht nur die üblichen Mineralstoffe, sondern auch noch Vitalstoffe aus den jeweiligen Gemüsesorten. Schütten Sie die Brühe also nicht weg, sondern trinken Sie vor und nach dem Essen eine Tasse davon. Trinken Sie außerdem jeden Tag noch vor dem Frühstück ein Glas stilles Mineralwasser – das aktiviert Ihren Magen und regt insgesamt die Verdauung an. Über den Tag verteilt können Sie Gemüsesäfte trinken. Ein ganz besonders leckeres Rezept für zwischendurch ist das folgende:

GEMÜSESAFT MIT SANDDORN

Sie benötigen

Gemüsesaft | Olivenöl, kalt gepresst | Sanddornsaft

So wirds gemacht

Rühren Sie 1 EL Sanddornsaft (Naturkostladen oder Reformhaus) und 1 EL Olivenöl in 1 Glas Gemüsesaft ein. Mischen Sie die Flüssigkeiten gut durch und trinken Sie den Saft kalt.

Dieser Mix ist basisch, reich an Mineralien, Vitaminen und Antioxidanzien. Ein wahrer Gesundbrunnen.

> **TIPP**
>
> **GESUNDE SNACKS**
> Ersetzen Sie sündhafte Kleinigkeiten wie Schokolade, Kuchen oder Kekse einfach durch Obst. Wichtig ist dabei, dass die Früchte reif geerntet wurden. Oder wie wäre es mit Trockenobst oder Nüssen? Das schmeckt, sättigt und ist obendrein gesund!

EINKAUFSLISTE FÜR DIE 8-TAGE-KUR

OBST

- 2 süßsaure Äpfel
- 1 süßer Apfel
- 2 reife Birnen
- 3 reife Bananen
- 4 Erdbeeren
- 5 rote Weintrauben
- 1 Kiwi
- 1 Mango
- 2 bis 3 Zitronen
- 400 g gemischte Beeren
- 1 Orange
- 1 rosa Grapefruit
- 1 gelbe Grapefruit
- ungeschwefelte Rosinen
- 5 Dörrpflaumen
- 3 getrocknete Datteln
- 3 getrocknete Feigen
- 5 getrocknete Aprikosen

FRISCHES GEMÜSE

- 3 kg festkochende Kartoffeln
- 13 Zwiebeln
- 1 Knoblauchknolle
- 1 Bund Frühlingszwiebeln
- 400 g Champignons
- 100 g Feldsalat
- 650 g Tomaten
- 1 kleine reife Avocado
- 1 Salatgurke
- 1 Kopf Endiviensalat
- 9 Möhren
- 1 rote Paprikaschote
- 2 kleine Kohlrabi
- 1 Chicorée
- 2 kleine Blumenkohl
- 1 großer Brokkoli
- 3 Knollensellerie
- 2 Stangen Lauch
- 1 kleine Knolle Rote Bete
- 1 kleiner Hokkaidokürbis
- 3 Zucchini
- 100 g Maiskörner
- 450 g grüne Bohnen (oder TK-Bohnen)

FRISCHE KRÄUTER

- 2 Bund Schnittlauch
- 3 Bund Petersilie
- 1 Bund Dill
- Salbei
- Zitronenmelisse
- Minze
- Thymian
- Oregano
- Koriandergrün (Asienladen)
- Basilikum

SPROSSEN

- 1 Päckchen Kresse
- 100 g Weizensprossen
- 50 g Buchweizenkeimlinge
- 120 g Mungbohnensprossen
- 50 g Linsensprossen
- 100 g Alfalfasprossen
- 50 g Rettichsprossen

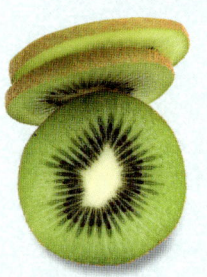
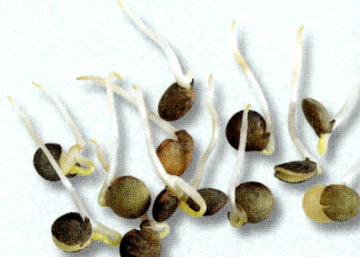

DIE 8-TAGE-KUR – BASISCH GENIESSEN

MILCHPRODUKTE UND EIER

- ½ l Milch
- 2 Becher Sahne
- 1 Becher Joghurt oder 1 Becher milder Schafsjoghurt
- ¼ l Buttermilch, wahlweise Dickmilch
- 1 kleiner Becher Quark
- 1 Becher Crème fraîche
- 1 Stück Butter
- 1 Mozzarella
- geriebener Parmesan
- 50 g Hartkäse
- 50 g geriebener Käse
- 100 g Schafskäse
- 9 Eier

FLEISCH/WURST/TOFU

- 1 Putenschnitzel
- 4 Scheiben gekochter Putenschinken
- 1 frische Forelle
- 2 Scheiben Räucherlachs
- 50 g Tofu
- 100 g Räuchertofu

GETREIDE UND GETREIDEPRODUKTE

Jeweils geringe Mengen unter 150 g:

- Vollkorntoast/-brot
- Vollkorn-Cornflakes
- Reiswaffeln
- Weizenvollkornmehl
- Amarant oder -mehl
- Buchweizen
- gepuffter Buchweizen
- Dinkel oder -mehl
- Naturreis
- Hirse
- Semmelbrösel

NÜSSE UND SAMEN

Jeweils geringe Mengen unter 100 g:

- Sonnenblumenkerne
- Walnüsse
- geschroteter Leinsamen
- Haselnüsse
- Mandeln
- Kürbiskerne
- Cashewkerne
- ungesalzene Pistazienkerne

GEWÜRZE

- Salz
- Kräutersalz
- Pfeffer
- Thymian
- Kümmel
- Muskatnuss
- 1 Vanilleschote
- Kräuter der Provence
- Lorbeerblätter
- Zimt

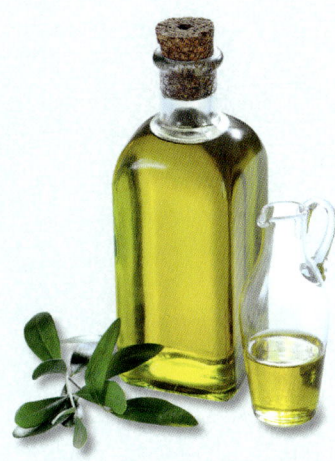

ÖLE, WÜRZE UND SONSTIGES

- Extra natives Olivenöl
- Sonnenblumenöl
- kalt gepresstes Walnussöl
- Aceto Balsamico
- Apfelessig
- Gemüsebrühe
- mittelscharfer Senf
- scharfer Senf
- Sojasauce
- heller Soßenbinder
- Speisestärke
- Birnendicksaft
- Honig
- Sanddornsaft
- Saure Gurken im Glas
- grüne und schwarze Oliven, kernlos

ERSTER TAG

Sie starten mit einem kernigen Obstmüsli in den Tag. Wer kein Müsli mag, findet auf den Seiten 83, 84, 86 und 88 leckere Alternativen. Ihren ersten Tag sollten Sie mit einer basenreichen Suppe beenden. Ansonsten können Sie alle Gerichte nach Belieben austauschen.

Zum Frühstück
OBSTMÜSLI

2 EL Sonnenblumenkerne | 1 EL ungeschwefelte Rosinen | 1 reife Birne | 1 reife Banane | 3 EL Sahne oder Joghurt | 2 EL Cornflakes | 2 EL gepuffter Buchweizen | Birnendicksaft zum Süßen

1 Sonnenblumenkerne und Rosinen am Vorabend mit Wasser bedecken und so über Nacht einweichen.
2 Am Morgen Birne und Banane würfeln. Mit Sonnenblumenkernen, Rosinen und Sahne oder Joghurt vermengen.
3 Das Müsli mit Cornflakes und gepufftem Buchweizen bestreuen und nach Belieben mit Birnendicksaft süßen.

Zum Mittagessen
BLUMENKOHLGRATIN

2 bis 3 mittelgroße, festkochende Kartoffeln | 1 kleiner Blumenkohl | ½ l Gemüsebrühe | 1 Eigelb | ½ Becher Sahne | 2 TL geriebener Parmesan | Salz | Pfeffer | 1 Prise Muskatnuss | ½ Bund Petersilie | Butter für die Form

1 Ofen auf 200 °C (Umluft auf 180 °C) vorheizen. Kartoffeln in Salzwasser kochen, schälen. Blumenkohl in Röschen teilen, waschen, in der Gemüsebrühe garen.
2 Eine Auflaufform einfetten. Die Kartoffeln halbieren und mit dem Blumenkohl darin verteilen. ½ Tasse Gemüsebrühe in die Form gießen. Eigelb, Sahne, Parmesan und Gewürze verrührt über das Gemüse gießen. Im Ofen (Mitte) 12 Minuten goldgelb überbacken.
3 Die Petersilie gehackt über das Gratin streuen.

FELDSALAT MIT WALNÜSSEN

100 g Feldsalat | 3 bis 4 Walnüsse | 1 kleine Zwiebel | 2 TL Apfelessig | Salz | Pfeffer | 2 TL kalt gepresstes Walnussöl

1 Den Salat putzen, waschen und abtropfen lassen. Die Nusskerne zerkleinern. Die Zwiebel schälen und fein würfeln.
2 Den Essig und die Gewürze verrühren, bis sich das Salz ganz aufgelöst hat, dann erst das Öl unterschlagen.
3 Den Salat und die Zwiebeln vermengen, mit dem Dressing vermischen und mit den Nüssen bestreuen.

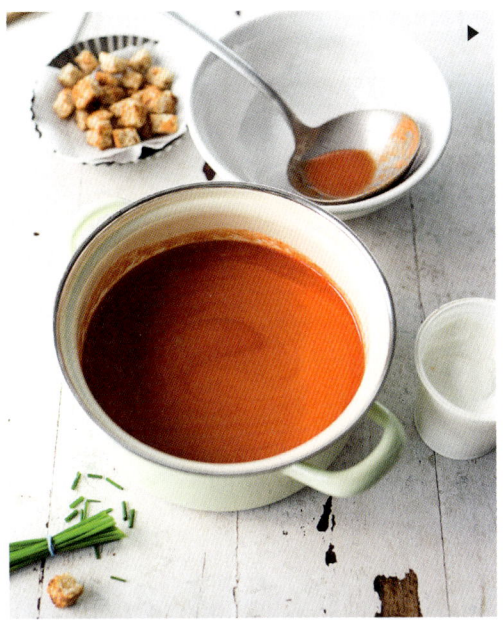

Zum Abendessen
TOMATENSUPPE

500 g Tomaten | 1 kleine Zwiebel | 2 TL kalt gepresstes Olivenöl | Salz | Pfeffer | 1 TL Kräuter der Provence | 1 Scheibe Vollkorntoast | 1 TL Butter | 2 TL saure Sahne | 1 TL Schnittlauchröllchen

1 Die Tomaten waschen, die Stielansätze herausschneiden und das Fruchtfleisch grob würfeln. Die Zwiebel schälen und fein würfeln.
2 Das Olivenöl erhitzen und die Zwiebelwürfel darin anbraten. Die Tomatenwürfel dazugeben und mit Salz, Pfeffer und den Kräutern der Provence würzen. 10 Minuten köcheln lassen. Die Mischung durch ein Sieb passieren und dabei mit einem Löffel fest ausdrücken.
3 Das Toastbrot würfeln und in der heißen Butter knusprig braten.
4 Die Suppe noch einmal erhitzen, mit der sauren Sahne verfeinern und nach Belieben mit etwas Zucker und Essig abschmecken. In Teller gießen und mit den gerösteten Brotwürfeln und den Schnittlauchröllchen bestreuen.

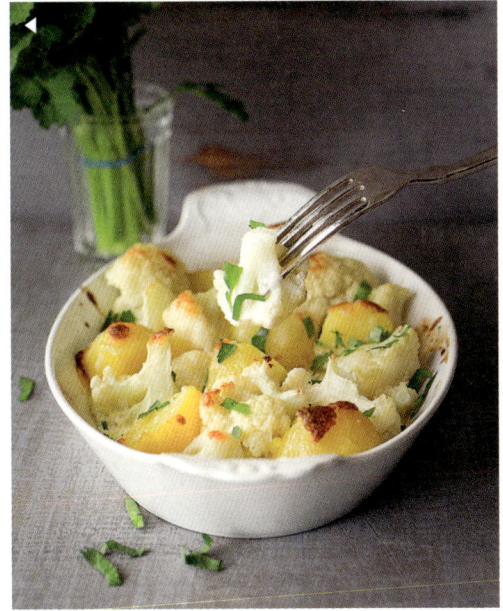

ZWEITER TAG

Hätten Sie gedacht, dass überwiegend basische Kost so gut schmecken kann? Heute geht es ebenso lecker weiter. Genießen Sie auch die Rezepte auf dieser Seite!

Zum Frühstück
AKTIVMÜSLI

1 süßer Apfel | 1 TL Rosinen, über Nacht eingeweicht | 2 EL Weizenkeimlinge | 2 EL Buchweizenkeimlinge | 1 TL geschroteter Leinsamen | 1 TL Zitronensaft | 1 TL Sanddornsaft | 3 EL Dickmilch oder Joghurt

1 Den Apfel waschen, vom Kerngehäuse befreien und fein würfeln.
2 Mit allen übrigen Zutaten mischen.

TIPP

ALTERNATIVE FÜR MÜSLI-MUFFEL
Dinkelbrot mit Avocadocreme: Avocado halbieren, den Kern entfernen, das Fruchtfleisch mit einem Löffel auslösen und es mit einer Gabel zerdrücken. Würfel einer ½ Zwiebel, 1 EL Schnittlauchröllchen, 1 TL Olivenöl und je eine Prise Salz und Pfeffer unter das Avocadomus mengen. Pro Portion zwei Scheiben Dinkelbrot dünn mit Butter und der Avocadocreme bestreichen.

Zum Mittagessen
ROTE-BETE-SALAT

1 kleine Knolle Rote Bete | 2 EL Pflanzenöl | ½ Tasse Linsensprossen | 1 kleine Zwiebel | Salz | Pfeffer | 1 EL Apfelessig | 1 EL Walnussöl

1 Die Rote Bete schälen und in Streifen raspeln. Das Öl erhitzen und die Raspel darin bei geringer Hitze weich dünsten. Die Linsensprossen etwa 2 Minuten mitdünsten. Die Zwiebel schälen, würfeln und unter die Rote Bete mengen. Salz, Pfeffer, Apfelessig und das Walnussöl verrühren und auf das Gemüse geben.

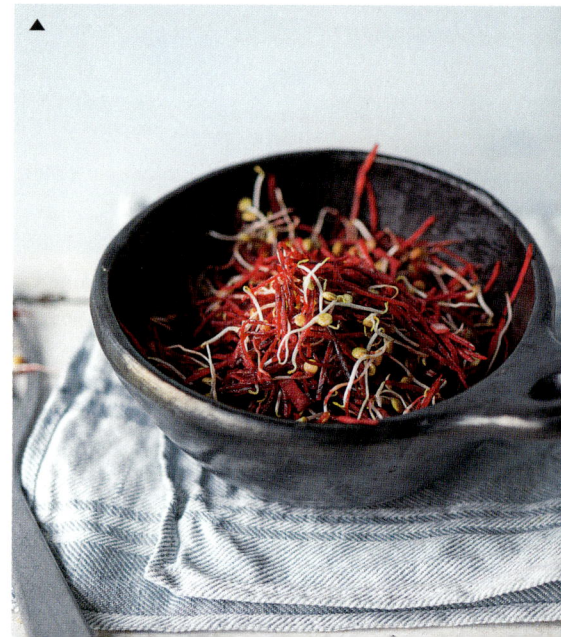

GEMÜSE-BUCHWEIZEN-AUFLAUF

100 g Buchweizen | 1 Lorbeerblatt | ¼ l Gemüsebrühe | 1 Zwiebel | 100 g Champignons | 1 Möhre | ½ Knollensellerie | 1 Stange Lauch | 1 kleine Knoblauchzehe | 1 EL Olivenöl | 1 EL gehackte Petersilie | Salz | Pfeffer | 1 Prise Thymian | 50 g Hartkäse | 4 EL saure Sahne | 1 Eigelb | Butter für die Form

1 Buchweizen und Lorbeerblatt in die kochende Gemüsebrühe geben und etwa 20 Minuten darin ausquellen lassen.
2 Inzwischen die Zwiebel schälen und fein würfeln. Die Champignons putzen, mit einem feuchten Tuch abreiben und in Scheiben schneiden. Die Möhre putzen und raspeln. Den Sellerie schälen und fein würfeln. Den Lauch der Länge nach halbieren, waschen und in Halbringe schneiden. Den Knoblauch schälen.
3 Das Öl erhitzen, die Zwiebel darin glasig dünsten. Gemüse und Champignons dazugeben, Knoblauch dazupressen. Mit Petersilie und Gewürzen abschmecken. Braten, bis die Flüssigkeit verdampft ist, und abkühlen lassen.
4 Den Käse reiben, die Hälfte mit Sahne und Eigelb vermischen und das Gemüse damit binden. Buchweizen untermengen und alles in eine Form füllen, mit dem restlichen Käse bestreuen. Im Ofen (Mitte) bei 220 °C (Umluft 200 °C) 15 bis 20 Minuten überbacken.

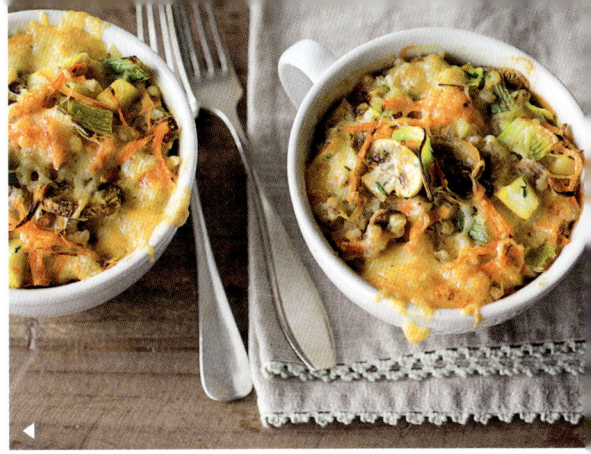

Zum Abendessen
BLUMENKOHLSUPPE

Für die Suppe: ½ kleiner Blumenkohl (etwa 100 g) | ½ l Gemüsebrühe | 1 TL Butter | 1 TL Weizenvollkornmehl | 1 TL gehackte Petersilie | Salz | Pfeffer | frisch geriebene Muskatnuss
Für je eine **Brotwaffel**: 2 TL Amarant | 2 TL Buchweizen | 2 TL Dinkel | 1 TL Sonnenblumenkerne | Salz | Fett für das Waffeleisen

1 Blumenkohl säubern, in Röschen teilen und in der Brühe weich kochen. Die Hälfte der Röschen herausheben, den Rest fein pürieren.
2 Die Butter in einem Topf erhitzen und das Mehl darin hellgelb anbraten. So viel Suppe zugeben, bis das Ganze sämig wird. Blumenkohlröschen und Petersilie zugeben, abschmecken.
3 Amarant, Buchweizen und Dinkel fein mahlen und mit Wasser zu einem zähen Brei rühren. Kerne zugeben, salzen und quellen lassen.
4 Im Waffeleisen aus jeweils 2 EL Teig knusprige Waffeln backen und lauwarm servieren.

DRITTER TAG

Falls Sie sich heute nicht so wohlfühlen, ist das ganz normal. Zwischen dem zweiten und dritten Tag lösen sich die abgelagerten Säuren langsam aus dem Bindegewebe und werden aus dem Körper transportiert. Sie fühlen sich dadurch erschöpft und müde und haben den Eindruck, dass sich die ursprünglichen Symptome eher verstärken. Halten Sie durch, denn schon ab morgen wird eine Verbesserung Ihres Befindens eintreten.

Zum Frühstück
BAUERNFRÜHSTÜCK

4 Pellkartoffeln, am Vortag gekocht | 1 Zwiebel | 100 g Räuchertofu, gewürfelt | 1 El Öl | 2 Eier | 50 g geriebener Käse

1 Kartoffeln und Zwiebel schälen und in kleine Würfel schneiden.
2 Öl in einer Pfanne erhitzen, die Zwiebel darin glasig dünsten, Kartoffeln und Tofu hinzugeben und alles goldgelb braten.
3 Eier verquirlen, Käse unterrühren, in die Pfanne geben und unter Rühren stocken lassen.

TIPP

ALTERNATIVEN
Wenn Ihnen das Bauernfrühstück am Morgen zu deftig ist, können Sie auf die Frühstücksrezepte der anderen Tage zurückgreifen.

Zum Mittagessen
KÜRBISSUPPE MIT LACHS

250 g Hokkaidokürbisfleisch | 1 kleine Zwiebel | ¼ Knollensellerie | ½ kleine Stange Lauch | 2 TL Olivenöl | 4 EL gehackte Petersilie | ½ l Gemüsebrühe | Salz | Pfeffer | 2 EL geschlagene Sahne | 2 Scheiben Räucherlachs

1 Das Kürbisfleisch grob zerkleinern. Zwiebel und Sellerie schälen und würfeln. Den Lauch der Länge nach halbieren, waschen und in Halbringe schneiden.
2 Das Öl in einem Topf erhitzen, Zwiebel und 1 EL Petersilie glasig dünsten. Das Gemüse zugeben und mit Brühe bedecken. Etwa 20 Minuten kochen, bis der Kürbis zerfällt. Das Gemüse mit dem Pürierstab zerkleinern. Kräftig würzen und in vorgewärmten Tellern anrichten.
3 Je 1 EL Sahne daraufsetzen, mit der restlichen Petersilie bestreuen und mit dem in feine Streifen geschnittenen Lachs belegen.

MÖHREN-MUNG-SALAT

1 Möhre | ¼ l Gemüsebrühe | 100 g Mungbohnensprossen | ½ TL Salz | 1 Frühlingszwiebel | je 1 TL gehackte Petersilie, Schnittlauch und Dill | 2 TL Sonnenblumenöl | ½ TL scharfer Senf | etwas Zitronensaft | Pfeffer

1 Die Möhre schälen, würfeln und in der Gemüsebrühe bissfest kochen. Etwas Brühe aufheben.
2 Die Sprossen in einem Topf mit Wasser bedecken, das Salz hinzufügen und etwa 3 Minuten kochen lassen. Abgießen und mit den Möhren, den geputzten und klein geschnittenen Frühlingszwiebeln und Kräutern mischen.
3 Eine Marinade aus Öl, Senf, Zitronensaft, etwas Gemüsebrühe, Salz und Pfeffer rühren und über den Salat gießen.

Zum Abendessen
AVOCADO-SPROSSEN-CREME

1 kleine reife Avocado | 2 kleine Champignons | je ½ TL fein gehackte Petersilie und Schnittlauch | 1 TL Alfalfasprossen | 1 TL Rettichsprossen | 1 TL Zwiebelwürfel | 2 TL Olivenöl | 1 Spritzer Zitronensaft | Salz | Pfeffer

1 Die Avocado längs halbieren und die Hälften mit einer Drehbewegung voneinander lösen. Den Kern entfernen. Das Fruchtfleisch mit einem Löffel auslösen und mit einer Gabel zerdrücken.
2 Die Champignons putzen, fein würfeln und mit allen Zutaten mischen, mit Zitronensaft, Salz und Pfeffer abschmecken. Mit Reiswaffeln oder selbst gebackenen Waffeln (siehe Vortag) servieren.

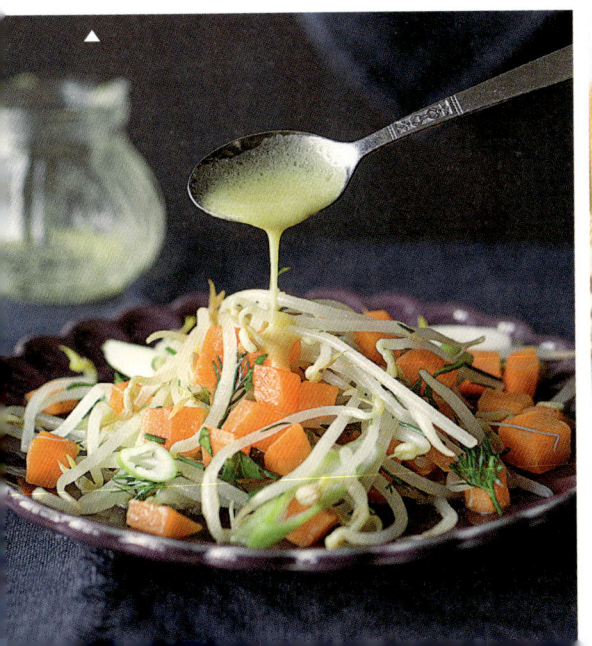
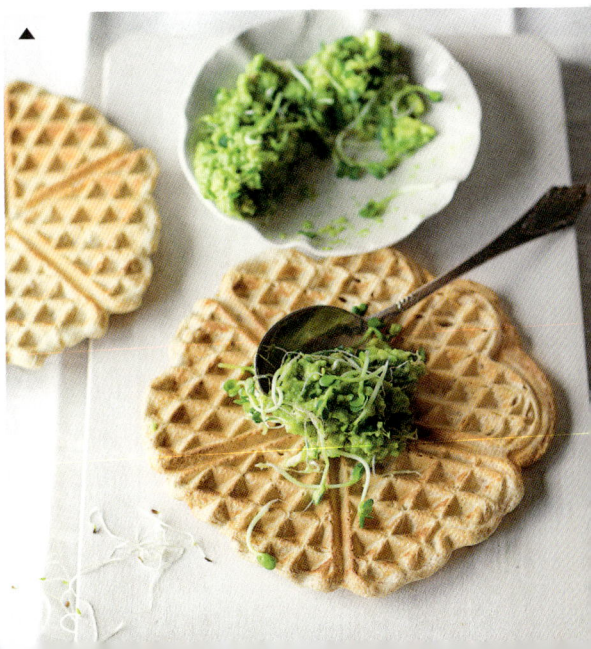

VIERTER TAG

Ist Ihnen übrigens schon aufgefallen, dass Sie nun bereits den vierten Tag weitgehend vegetarisch leben und dabei nichts vermissen?

Zum Frühstück
BUNTER FRUCHTSALAT

4 Erdbeeren | 5 rote Weintrauben | 1 Kiwi | 1 Mango | 1 Birne | Birnendicksaft zum Süßen

1 Das Obst waschen. Von den Erdbeeren die Kelche entfernen und die Früchte halbieren, die Weintrauben halbieren. Die Kiwi schälen und in Scheiben schneiden. Mango schälen und das Fruchtfleisch vom Kern schneiden. Birne vom Kerngehäuse befreien und würfeln. Alles vermengen und süßen. Getreidesprossen machen den Salat noch etwas gehaltvoller.

Zum Mittagessen
BROKKOLI-ROHKOST

200 g Brokkoli | 1 Möhre | 1 kleine Zwiebel | ¼ l Buttermilch | 2 TL Sonnenblumenöl | Salz | Pfeffer | Zitronensaft | 1 TL Sonnenblumenkerne

1 Den Brokkoli waschen und in kleine Röschen teilen, grobe Stiele schälen und klein schneiden. Alles zusammen 2 Minuten in kochendem Salzwasser garen, herausheben und abschrecken. Gründlich abtropfen lassen.
2 Die Möhre schälen und fein raspeln, die Zwiebel schälen und fein würfeln. Das Gemüse mit der Buttermilch vermischen und mit Salz und Zitronensaft kräftig abschmecken.
3 Auf Tellern anrichten und mit Sonnenblumenkernen bestreut servieren. Dazu passen Reiswaffeln oder selbst gebackene Brotwaffeln ▶ **siehe Seite 83**.

TIPP

GUT KAUEN!
Ausgiebiges Kauen und Einspeicheln ist bei Rohkost besonders wichtig.

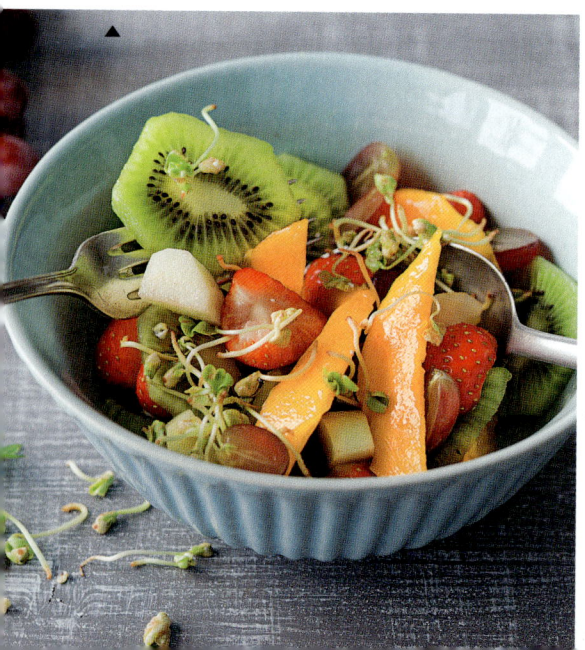

KARTOFFEL-ZUCCHINI-AUFLAUF

3 mittelgroße, festkochende Kartoffeln | 2 Zucchini | 2 Frühlingszwiebeln | 4 EL Olivenöl | Salz | schwarzer Pfeffer aus der Mühle | je 5 grüne und schwarze Oliven, kernlos | 1 Knoblauchzehe | je 2 Blätter Salbei, Zitronenmelisse, Minze | je 1 Stängel Petersilie, Thymian, Oregano | 100 g Schafskäse

1 Den Ofen auf 180 °C vorheizen, Umluft 160°C. Die Kartoffeln in Salzwasser garen.
2 Die Zucchini schälen, die Enden entfernen und das Gemüse in etwa 0,5 cm feine Scheiben, die Frühlingszwiebeln in feine Ringe schneiden.
3 3 EL Olivenöl in einer Pfanne erhitzen. Die Frühlingszwiebelringe darin glasig braten, nun die Zucchinischeiben dazugeben und etwa 5 Minuten anbraten, danach auskühlen lassen.
4 Die Kartoffeln schälen und in feine Scheiben schneiden. Eine Auflaufform mit 1 EL Olivenöl ausstreichen, abwechselnd mit einer Reihe Kartoffeln und einer Reihe Zucchini im Fischschuppenmuster belegen. Das Gemüse salzen, pfeffern.
5 Die Oliven in sehr feine Ringe schneiden, Knoblauch grob hacken, die Kräuterblätter und -zweige klein schneiden und alles auf dem Gemüse verteilen. Den Schafskäse zerdrücken und über das Gemüse streuen. Das Ganze im Ofen goldgelb überbacken.

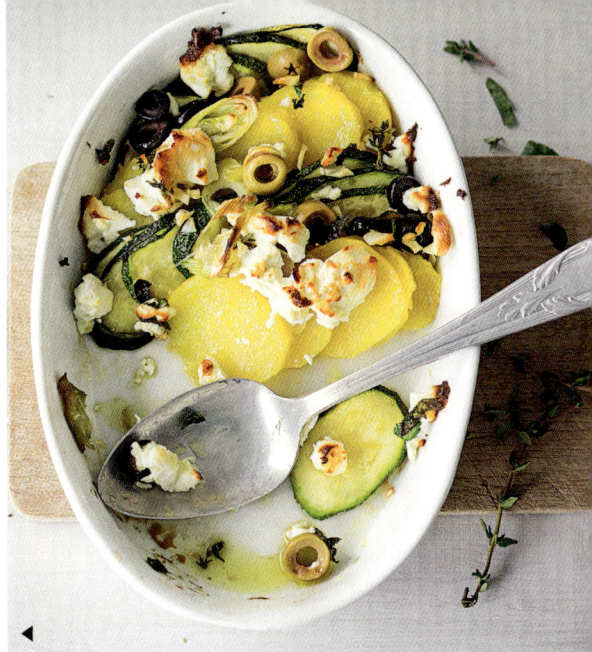

Zum Abendessen
SELLERIE-MÖHREN-SALAT

1 Knollensellerie | 2 Möhren | ½ l Gemüsebrühe | 125 g Sahne | 1 EL Apfelessig | Salz | Pfeffer

1 Knollensellerie und Möhren schälen, klein würfeln und in der Brühe bissfest garen.
2 Die Gemüsewürfel mit den restlichen Zutaten vermengen und etwa 30 Minuten ziehen lassen. Sonnenblumenbrot und Butter dazu reichen.

FÜNFTER TAG

Sie haben bereits enorme Fortschritte gemacht: Ihr Körper hat sich inzwischen an den Abtransport der Säuren gewöhnt, Ihr Magen vermisst nichts, Ihr Körper strafft sich und auch die ersten überflüssigen Pfunde müssten nun langsam, aber sicher purzeln.

Zum Frühstück

TROCKENFRUCHTAUFSTRICH

Je 2 getrocknete Pflaumen, Datteln, Feigen, Aprikosen | 1 TL Rosinen | ½ Tasse gemahlene Mandeln oder Haselnüsse | 1 Messerspitze Zimt

1 Trockenfrüchte am Vorabend mit stillem Mineralwasser bedecken. Über Nacht einweichen.
2 Am Morgen mit dem Pürierstab zerkleinern, die Nüsse unterrühren und mit Zimt abschmecken. Als Aufstrich zu Vollkornbrot reichen.

Zum Mittagessen

KARTOFFELN MIT SPROSSENQUARK

4 bis 5 festkochende Kartoffeln (etwa 400 g) | 250 g Quark | 100 ml Milch | 2 TL Olivenöl | 2 Frühlingszwiebeln | je 1 EL Petersilie und Schnittlauch, gehackt | 2 EL Rettichsprossen | 1 EL Alfalfasprossen | Kräutersalz | Pfeffer | ¼ Salatgurke | 2 EL Kresse | Fett für die Form

1 Den Ofen auf 200 °C (Umluft 180 °C) vorheizen. Die Kartoffeln gründlich waschen, halbieren und mit den Schnittflächen nach unten auf ein gefettetes Blech setzen. Etwa 30 Minuten im Ofen (Mitte) backen.
2 Inzwischen den Quark mit Milch und Olivenöl glatt rühren. Die Frühlingszwiebeln putzen, in Ringe schneiden und mit Kräutern und Sprossen unter den Quark heben. Salzen und pfeffern.
3 Die Gurke schälen, raspeln, leicht salzen und Wasser ziehen lassen, auf den Quark geben.
4 Kartoffeln und Sprossenquark mit Kresse bestreuen und servieren.

ENDIVIENSALAT

½ Kopf Endiviensalat | 1 kleine Zwiebel | Saft von ½ Zitrone | Salz | Pfeffer | ¼ TL Senf | ¼ TL Honig | 1 EL Sonnenblumenöl

1 Den Salat waschen und in feine Streifen schneiden. Die Zwiebel schälen, fein würfeln und zum Salat geben.
2 Aus Zitronensaft, Salz, Pfeffer, Senf und Honig eine Marinade rühren und zuletzt das Öl unterschlagen. Über den Salat gießen und alles kurz durchziehen lassen.

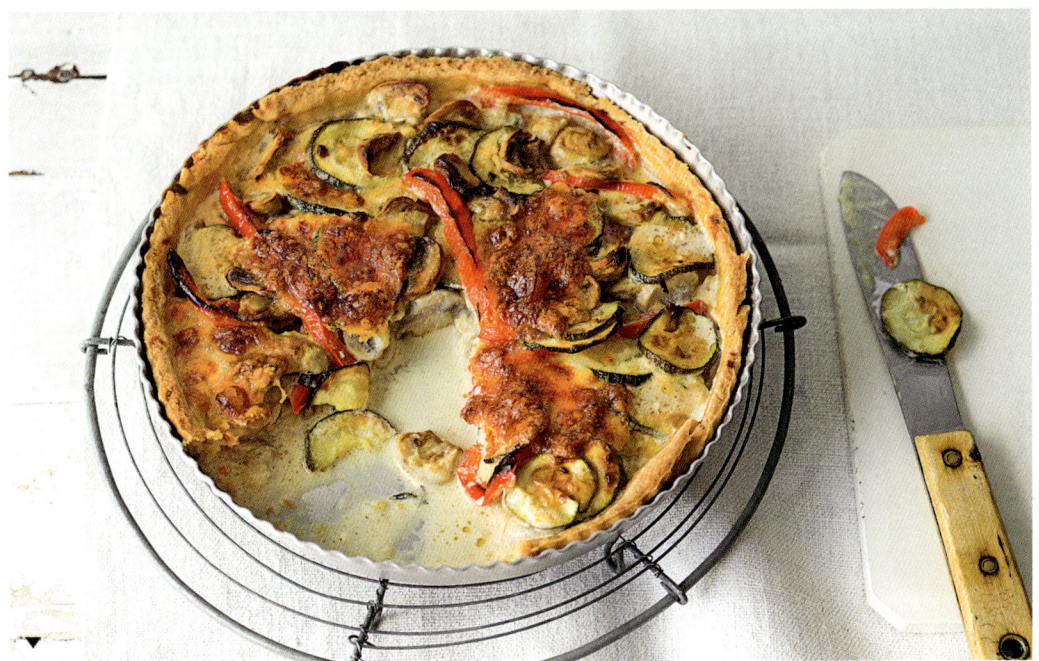

Zum Abendessen
GEMÜSEQUICHE

Für den Teig: 100 g Amarantmehl (alternativ Dinkelmehl | Salz | 50 g Butter | 1 Eigelb
Für den Belag: ½ kleine Zucchini | ½ rote Paprikaschote | 1 kleine Zwiebel | 1 Knoblauchzehe | 250 g Champignons | 2 TL Olivenöl | 60 g Crème fraîche | Salz | Pfeffer | 1 TL klein gehackter Oregano | 1 TL klein gehacktes Basilikum | 60 g Mozzarella | Fett für die Form

1 Das Amarantmehl mit Salz, Butter und Ei zu einem geschmeidigen Teig verkneten. Eine kleine Quicheform einfetten, mit dem Teig so auslegen, dass ein Rand stehen bleibt. 30 Minuten kühl stellen.
2 Zucchini und Paprikaschote säubern, in Scheiben beziehungsweise in feine Streifen schneiden. Zwiebel schälen und in Halbringe schneiden, Knoblauch schälen und hacken. Champignons in Scheiben schneiden.
3 Den Ofen auf 200 °C (Umluft 180 °C) vorheizen. Das Öl erhitzen und die Zwiebel darin 2 Minuten anbraten. Gemüse und Knoblauch zugeben und etwa 5 Minuten dünsten. Crème fraîche, Salz, Pfeffer und Kräuter unterrühren.
4 Die Gemüsemischung auf dem Teig verteilen. Quiche mit Mozzarellascheiben belegen. Im Ofen (Mitte) etwa 30 Minuten überbacken.

SECHSTER TAG

Heute ist Schlemmen angesagt – ein asiatisch angehauchtes Gemüse mit Tomatensalat und am Abend dann Forelle im Kräutersud. Wer hätte gedacht, dass Kuren so herrlich sein kann?!

Zum Frühstück
KERNEMÜSLI

1 EL Kürbiskerne | 1 EL Sonnenblumenkerne | 1 EL gehackte Haselnüsse | 3 bis 5 Cashewkerne | 1 EL Rosinen | 50 g Trockenobst (Datteln, Pflaumen, Aprikosen) | 1 Apfel | ½ Banane | 4 EL Sahne | Birnendicksaft oder Honig nach Belieben

1 Kerne, Nüsse und das Trockenobst am Vorabend in eine Schüssel geben und mit stillem Mineralwasser übergießen. Die Früchte sollten ganz bedeckt sein. Über Nacht einweichen.
2 Am Morgen den Apfel waschen, das Kerngehäuse herausschneiden und das Fruchtfleisch würfeln. Die Banane schälen und in feine Scheiben schneiden. Das frische Obst und die eingeweichten Früchte vermengen, mit Sahne und Birnendicksaft oder Honig süßen.

TIPP

HEISSHUNGER AUF SÜSSES?
Bananen oder getrocknete Feigen können helfen, das Verlangen zu stillen. Beide sind Basenlieferanten!

Zum Mittagessen
WOKGEMÜSE MIT NATURREIS

50 g Naturreis | 1 kleine Möhre | 1 kleiner Kohlrabi | 100 g Blumenkohl | 150 g Brokkoli | 50 g grüne Bohnen | 100 g Maiskörner | ¼ l Gemüsebrühe | 2 El Sonnenblumenöl | 1 kleine Knoblauchzehe | 1 EL Mungbohnensprossen | 1 TL Sojasauce | etwas Koriandergrün (Asialaden)

1 Den Reis bissfest kochen, abgießen und abtropfen lassen. Das Gemüse putzen, waschen und fein zerkleinern. Die Bohnen in der Gemüsebrühe 15 Minuten lang bissfest garen.
2 Das Öl im Wok erhitzen und den Knoblauch dazupressen. Unter Rühren etwa 5 Minuten braten. Das Gemüse zugeben und weitere 3 bis 5 Minuten braten.

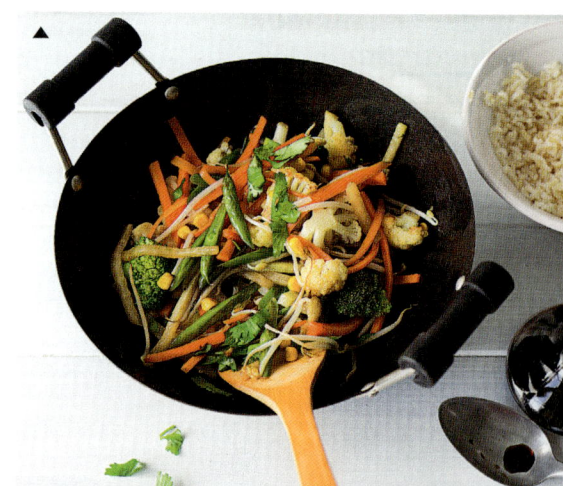

3 Mit Sojasauce abschmecken und noch etwa 5 Minuten ziehen lassen. Mit gehacktem Koriandergrün bestreuen.

TOMATENSALAT MIT ALFALFASPROSSEN

150 g Tomaten | 50 g Alfalfasprossen | 1 kleine Zwiebel | 2 TL Olivenöl | 2 TL Aceto Balsamico | Salz | Pfeffer

1 Die Tomaten waschen, von den Stielansätzen befreien und in Scheiben schneiden. Fächerartig auf einer Platte anrichten, die Alfalfasprossen ringförmig darauf verteilen.
2 Die Zwiebel schälen, fein würfeln und mit den restlichen Zutaten zu einem Dressing verrühren. Über die Tomaten träufeln.

Zum Abendessen
FORELLE IM KRÄUTERSUD

1 frische Forelle | Olivenöl | 3 Stängel Petersilie | 3 Stängel Dill | 1 bis 2 Zehen Knoblauch | etwas Zitronenmelisse | 1 Scheibe geschälte Zitrone | Butter oder Margarine | Salz | Pfeffer | Kartoffeln

1 Den Ofen auf 200 °C vorheizen. Den Fisch waschen und trocken tupfen, von innen und

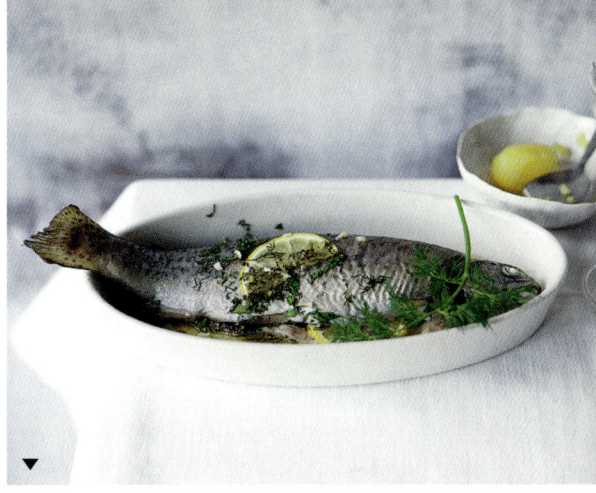

außen salzen und pfeffern. Den Bauchraum des Fisches mit ¾ der klein geschnittenen Kräuter, ½ Zitronenscheibe und etwas Butter oder Margarine füllen.
2 Eine feuerfeste, längliche Form mit Olivenöl ausfetten, den Fisch hineinlegen. Den Rest der Kräuter, die andere halbe Zitronenscheibe und nach Geschmack Butter- oder Margarineflöckchen auf dem Fisch verteilen. Mit Alufolie fest verschließen. Im Ofen 20 Minuten garen. Der Fisch ist gut, wenn sich die Rückenflosse leicht herausziehen lässt.
3 Währenddessen garen Sie in Salzwasser Kartoffeln als Beilage.

TIPP

LECKERE BEILAGE
Zur Forelle passt ein knackiger Blattsalat, den Sie einfach mit gutem Öl und Aceto Balsamico anmachen.

SIEBTER TAG

Sie nähern sich dem Ende Ihrer 8-Tage-Kur – und fühlen sich hoffentlich pudelwohl. Wichtig ist vor allem die Erkenntnis, dass Essen auch ohne extreme Säurebildner wie Fleisch und Zucker sehr gut schmeckt. Vielleicht nehmen Sie ja eines der Rezepte in Ihr Repertoire auf?

Zum Frühstück
BEERENMÜSLI

400 g gemischte Beeren | 80 g Weizensprossen | 1 EL ungesalzene Pistazienkerne | 100 g Sahne oder Joghurt | Mark von 1 Vanilleschote | Honig oder Birnendicksaft zum Süßen

1 Die Beeren waschen und abzupfen, die Sprossen abspülen und abtropfen lassen. Alle Zutaten vermischen und süßen.

Zum Mittagessen
HIRSE-TOFU-BRATLINGE

50 g Vollkornhirse | 150 ml Gemüsebrühe | 1 kleiner Kohlrabi | 1 kleine Möhre | 1 TL Sojasauce | 1 kleine Zwiebel | 2 TL klein gehackte Petersilie | 1 TL Öl | 50 g Tofu | 1 Eigelb | Salz | Pfeffer | 1 TL Schnittlauchröllchen | Butter zum Braten

1 Die Hirse waschen und mit 100 ml Gemüsebrühe in einem Topf aufkochen. Die Hitze reduzieren und die Hirse etwa 35 Minuten quellen lassen. Herausheben, abtropfen und auskühlen lassen.
2 Kohlrabi und Möhre schälen, in Scheiben schneiden und in der restlichen Gemüsebrühe weich dünsten. Mit Sojasauce abschmecken.
3 Zwiebel schälen, würfeln und mit der Petersilie im Öl glasig dünsten. Mit klein geschnittenem Tofu und Eigelb zur Hirse geben, würzen und verkneten. Bratlinge formen und in der heißen Butter goldgelb braten.
4 Mit dem Gemüse und mit Schnittlauch bestreut servieren.

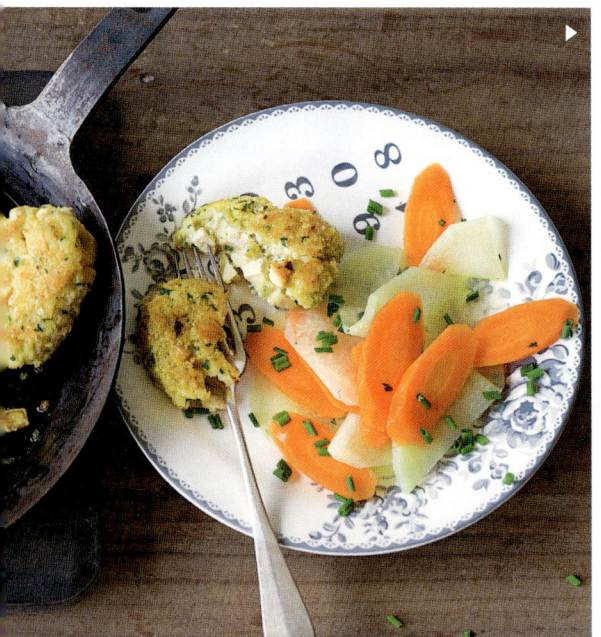

ORANGEN-GRAPEFRUIT-GRÜTZE

1 Orange | 1 rosa Grapefruit | ½ gelbe Grapefruit | 15 g Speisestärke | 15 g Honig | 2 EL geschlagene Sahne

1 Je eine Hälfte der Orange und der rosa Grapefruit sowie die halbe gelbe Grapefruit so schälen, dass die weiße Haut entfernt ist. Mit dem Messer an den Trennhäutchen entlangschneiden und die Filets herauslösen. Saft auffangen.
2 Die restlichen Fruchthälften auspressen und den Saft mit Wasser auf 125 ml auffüllen. Saft mit dem Honig erhitzen und die Stärke unterrühren. So lange unter Rühren köcheln lassen, bis der Saft klar wird. Die Filets hineingeben und alles völlig erkalten lassen. Mit Schlagsahne servieren.

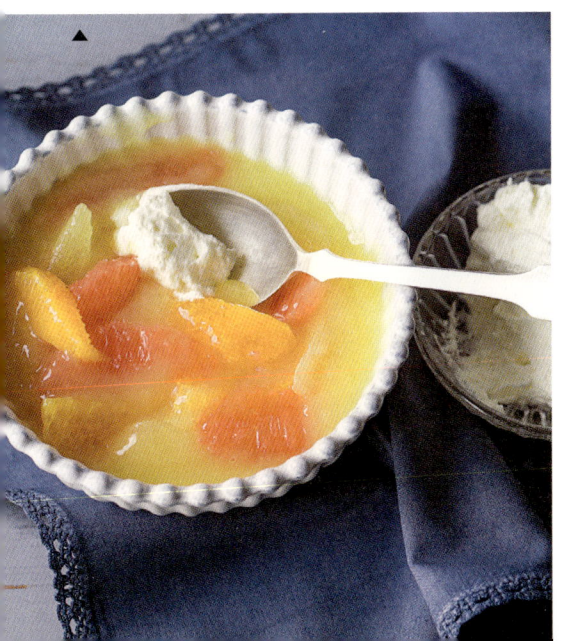

Zum Abendessen
SELLERIESCHNITZEL MIT PUTENSCHINKEN UND BOHNEN

400 g frische grüne Bohnen (oder TK-Bohnen) | Salz | 1 Sellerieknolle | 1 Gemüsebrühwürfel | Mehl | 1 Ei | 4 Scheiben gekochter Putenschinken | Pfeffer | Semmelbrösel | Öl

1 Die Bohnen waschen und putzen. In kochendem Salzwasser garen, abgießen und warm halten.
2 Die Sellerieknolle schälen und in etwa 1 cm dicke Scheiben schneiden.
3 ¼ l Wasser mit dem Brühwürfel zum Kochen bringen, die Selleriescheiben darin bissfest garen – nicht zu weich werden lassen.
4 Die Brühe abgießen. Die 4 größten Selleriescheiben für die Schnitzel verwenden (die übrigen eignen sich püriert für eine Suppe). Die Selleriescheiben in Mehl und Ei wenden, mit Salz und Pfeffer würzen, je eine Scheibe Schinken darauf »kleben« und alles in den Semmelbröseln wenden.
5 Etwas Öl erhitzen und die Selleriescheiben von beiden Seiten darin goldgelb braten. Mit den Bohnen servieren.

ACHTER TAG

Sie haben es geschafft. Oder wünschen Sie sich jetzt, Sie könnten die köstlichen Rezepte noch einmal durchprobieren? Auf jeden Fall sollten Sie versuchen, einige Anregungen in Ihr tägliches Leben zu übernehmen – und das dürfte bei diesen leckeren Vorschlägen nicht so schwer sein.

Zum Frühstück
BIRNEN-NUSS-MÜSLI

Je 1 reife Birne und Banane | 5 EL Vollkorn-Cornflakes | je 1 TL gehackte Mandeln und Haselnüsse | je 1 Msp. Vanillemark und Zimt | Milch nach belieben | Birnendicksaft nach Belieben

1 Würfeln Sie das Obst und mischen Sie die Cornflakes, Mandeln, Nüsse und Gewürze hinzu.
2 Gießen Sie die Milch darüber und süßen Sie nach Geschmack mit dem Birnendicksaft.

Zum Mittagessen
PUTE SÜSS-SAUER

1 Putenschnitzel | 1–2 El Olivenöl | 1 süßsaurer Apfel | 1 große saure Gurke | 1 Chicorée | 1 Tasse Gemüsebrühe | heller Soßenbinder | Salz | Pfeffer | ½ TL mittelscharfer Senf
Für das Kartoffelpüree: 4 mittelgroße, mehligkochende Kartoffeln | Salz | 1 Lorbeerblatt | 1 Knoblauchzehe | ½ Becher milder Schafsjoghurt | 2 EL Olivenöl

1 Die Kartoffeln schälen und in reichlich Salzwasser mit Lorbeerblatt und Knoblauchzehe garen.
2 Putenschnitzel halbieren, waschen, trocken tupfen. In Olivenöl scharf anbraten, garen lassen, aus der Pfanne nehmen und abdecken.
3 Apfel und Gurke klein würfeln, Chicorée in feine Streifen schneiden. Zusammen kurz in der Pfanne erhitzen, mit der Brühe ablöschen, sofort den Soßenbinder einrühren. Mit Salz, Pfeffer und Senf abschmecken. Fleisch unterheben und kurz ziehen lassen.
4 Die Kartoffeln abgießen (Lorbeer und Knoblauch entfernen) und pürieren. Joghurt und Olivenöl hineingeben. Kochend heißes Wasser hineinrühren bis zur gewünschten Konsistenz.

TIPP

SO GEHT ES WEITER

Um sich auch nach der Kur gesund und fit fühlen zu können, sollten Sie weiterhin basenorientiert essen. Variieren Sie die hier vorgestellten Rezepte nach Belieben – und entsprechend der Tabelle von Seite 68/69.

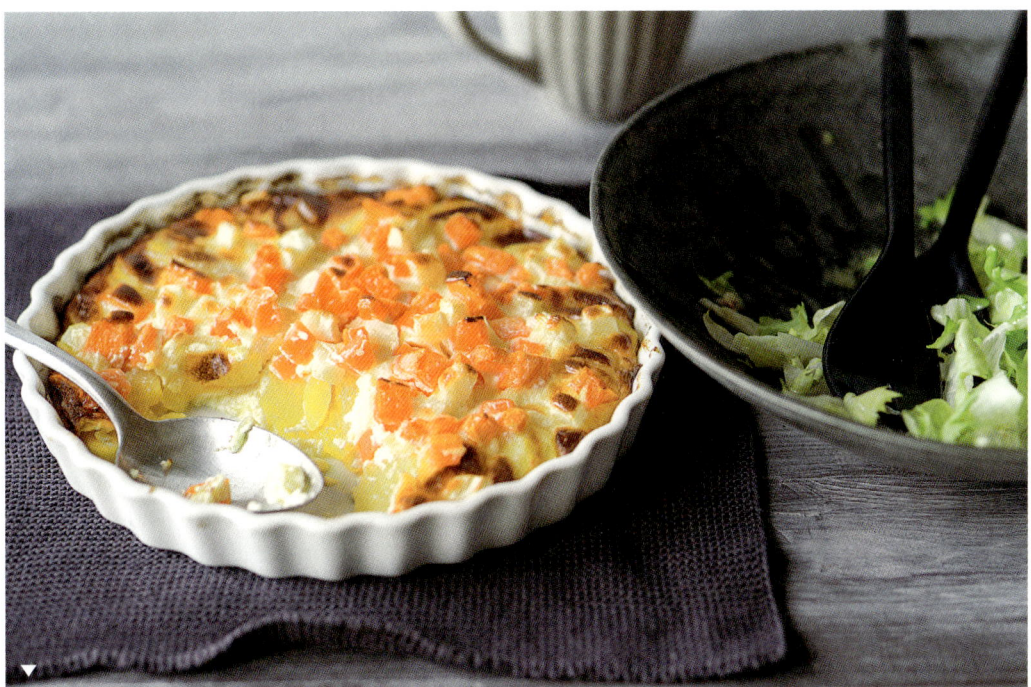

Zum Abendessen
GEMÜSE-KARTOFFEL-GRATIN

2 Möhren | 100 g Knollensellerie | 1 kleine Zwiebel | 5 Pellkartoffeln | 1 Msp. Thymian | 1 Msp. Kümmel | Pfeffer | Salz | 1 Msp. Muskatnuss | je 5 EL saure und süße Sahne | 2 Eigelb | 2 EL geriebener | Parmesan | Butter für die Form | 1 halbierte Knoblauchzehe

1 Den Ofen auf 200 °C (Umluft 180 °C) vorheizen. Eine Quiche- oder Gratinform (28 cm) gründlich einfetten und mit den Schnittflächen der Knoblauchzehe ausreiben.

2 Möhren, Sellerie und Zwiebel schälen und würfeln. Die Kartoffeln schälen und in Scheiben schneiden, die Form dachziegelartig damit auslegen. Kräuter, Gewürze und Gemüsewürfel darüberstreuen.

3 Saure und süße Sahne mit den Eigelben und dem Parmesan verquirlen und über das Gratin gießen. Im Ofen (Mitte) 25 bis 30 Minuten goldgelb überbacken.

4 Dazu passt ein schlichter Endivien- oder Eisbergsalat mit einem Dressing Ihrer Wahl. Oder nehmen Sie das Rezept auf Seite 88.

OFT GEFRAGT

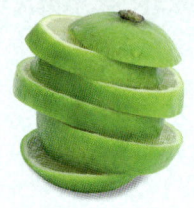

Ist die basische Ernährung eine Diät?
Nein, die basische Ernährung ist eine gesunde Ernährungsform, die Sie langfristig anstreben sollten. Bei einer Diät muss, aus welchen Gründen auch immer, auf bestimmte Bestandteile der üblichen Kost verzichtet werden. Für die Säure-Basen-Balance ist das nicht notwendig. Die Nahrung wird nur anders zusammengestellt.

Wie lange darf man oder sollte man sich basisch ernähren?
Unser Organismus funktioniert am besten, wenn wir ihm die Möglichkeit geben, alle biochemischen Abläufe in optimalem Milieu durchzuführen. Eine chronische Übersäuerung behindert diese Abläufe und führt langfristig zu Störungen. Die Säure-Basen-Balance sollte deshalb auf Lebenszeit angestrebt werden.

Warum ist es so schwer, seine Ernährungsgewohnheiten zu ändern?
Wir Menschen sind wesentlich unflexibler, als wir oft meinen. Schon in frühester Kindheit werden bestimmte Geschmacks- und Ernährungsformen buchstäblich antrainiert und verinnerlicht. Von den Eltern übernehmen wir unbewusst bestimmte geschmackliche Vorlieben und Abneigungen nur dadurch, dass sie uns Nahrungsmittel anbieten oder aber vorenthalten. Nichts ist schwerer, als solche Muster zu verlassen und sich zu neuen Ufern aufzumachen. Doch es ist möglich – und das neue Wohlgefühl motiviert zusätzlich!

Wie geht man am besten vor, um langfristig seine Ernährung und seine Lebensweise basisch zu gestalten?
Zerlegen Sie Ihren Alltag und Ihre Ernährung wie in einem Zeichentrickfilm in einzelne Bilder. Nehmen Sie sich eines nach dem anderen vor und überdenken Sie die Situation. Halten Sie fest, was in ebendieser Situation »säuert«, und überlegen Sie, was Sie tun können, um »basischer« zu werden. Haben Sie eine Lösung gefunden – setzen Sie sie um. Betrachten Sie sich erst dann das nächste Bild. Stellen Sie so jedes einzelne auf den Prüfstand. Ist es veränderbar? Wenn ja: Tun Sie es! Setzen Sie sich aber nicht unter Stress, sondern gehen Sie ganz in Ruhe vor, Schritt für Schritt!

Was ist zu tun, wenn der Heißhunger beispielsweise auf Schokolade gesiegt hat und der Urin-pH-Wert danach im supersauren Milieu liegt?
Keine Panik, niemand soll verzichten. Die Säure-Basen-Balance entsteht durch die Kombination von Lebensmitteln. Ein schö-

ner Salat, ein Stück Melone, eine Gemüsemahlzeit mit Kartoffeln, ein basisches Getränk, Bewegung an der frischen Luft helfen beim Ausgleich der Säuren. Es gibt auch die Möglichkeit, durch Basenpräparate ▶ **siehe Seite 60** vorübergehend für Ausgleich zu sorgen. Dies sollte aber immer nach Rücksprache mit einem Therapeuten geschehen.

Hülsenfrüchte wie Linsen sind säuernd – sollen sie gemieden werden?

Keinesfalls! Linsen sind sehr gesund. Neben reichlich Ballaststoffen enthalten sie basenbildende Mineralien, viele Vitamine und Folsäure. Unterm Strich sind sie zwar säuernd, sie liefern aber so viele wichtige Nährstoffe, dass sie unbedingt einen festen Platz in der gesunden Küche haben sollten. Und wenn Sie beispielsweise einen Linseneintopf mit viel Möhren, Lauch, Sellerie, Kartoffeln und Kräutern zubereiten, dann gleichen diese Basenbildner die säuernden Linsen aus – und somit stimmt die Säure-Basen-Bilanz dann auch wieder.

Ist eine Wochenendkur sinnvoll?

Da die Säure-Basen-Balance eine Forderung für das gesamte Leben darstellt, kann eine Wochenendkur die Gefahr bergen, zum Gewissenströster zu verkommen. Für zwei, drei Tage macht man alles so, wie es für die optimale Gesundheit sein sollte – und dann fällt man wieder in die alten Gewohnheiten zurück. Eine Kurzzeitkur ist daher nur für den ansonsten ausgeglichenen Säure-Basen-Haushalt zu empfehlen, der, aus welchen Gründen auch immer, für kurze Zeit übersäuert war. Außerdem sollten noch keine Beschwerden oder Krankheiten durch eine chronisch-metabolische Azidose entstanden sein. Allerdings ist Einsteigern durchaus zu raten, das Wochenende zum Üben zu nutzen. Klappt die Sache mit den Basen an den freien Tagen, kann sich die Zeitspanne immer weiter in die Woche hinein erstrecken und in den Alltag Einzug halten.

Wie schnell sollte eine gesunde Ernährungsumstellung klappen?

Lassen Sie sich mit der neuen Ernährungsform lieber etwas länger Zeit und überstürzen Sie nichts. Denn handelt man übereilt, fällt man meist umso schneller in die alten Muster zurück. Auch hier gibt es eine Art Jojo-Effekt, der Ihr Vorhaben dann scheitern lassen könnte. Unser Körper hat so viele Möglichkeiten, der Säureflut entgegenzuwirken. Helfen Sie ihm dabei am besten langfristig: durch eine ausgeglichene Ernährung und Lebensweise, die Körper und Seele, Nahrung, Bewegung und Entspannung einbezieht. Machen Sie sich aber bewusst, dass nichts schwieriger ist, als alte Essgewohnheiten abzulegen. Und: Die Säure-Basen-Balance ist keine Diät, sondern einfach eine gesunde Ernährungsform. Gehen Sie also mit Mut an die Sache ran und seien Sie nicht zu streng mit sich. Dann macht es Spaß!

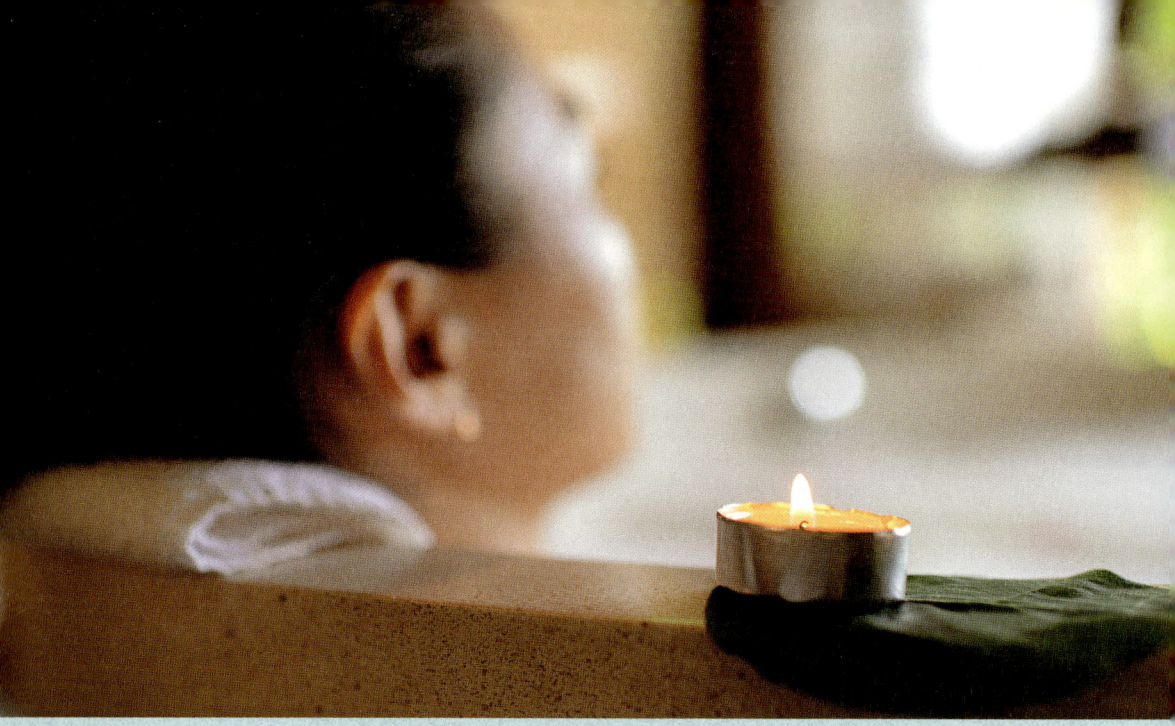

BODY & SOUL – DIE 8-TAGE-KUR

Körper und Seele bilden eine Einheit. Vergessen Sie deshalb über die Sorge um die richtige Ernährung nicht Ihre anderen Bedürfnisse. Tun Sie Ihrem nun immer besser genährten Körper auch mit Gymnastik, Bädern und Massagen etwas Gutes. Und helfen Sie Ihrer Seele durch Stressabbau und Entspannung. Die folgenden Seiten bieten Ihnen jede Menge Methoden, die für Körper und Seele eine wahre Wohltat sind:

- Atemgymnastik/Stretching/Walking
- Trockenbürsten/Bäder und Duschen
- Ölsaugen
- Apfelessigabreibung
- Heilerde- und Heublumenanwendungen
- Baseneinlauf
- Prießnitzwickel/Leberpackung
- Partnermassage/Selbstmassage
- Naturmeditation
- Reise ins Ich

Damit Sie all das genussvoll ausprobieren können, stellen Sie sich zunächst einen Wochenplan zusammen: acht Tage lang Verwöhnprogramm!

Ihr Wochenplan

Stellen Sie sich Ihre persönliche Kur zusammen: Der Plan auf der folgenden Doppelseite zeigt Ihnen alle geeigneten und hier im Buch beschriebenen Übungen auf einen Blick. Links finden Sie ein Beispiel, wie die Realisierung aussehen könnte. Rechts finden Sie einen (noch) leeren Plan zum Ankreuzen als Kopiervorlage. Atemgymnastik, Trockenbürsten und Ölsaugen sollten Sie täglich einplanen, alle anderen Anwendungen und Übungen nach Belieben. Ideal wäre es, wenn Sie jede der anderen Übungen mindestens zweimal innerhalb Ihrer 8-Tage-Kur ausführen könnten. Auch die Pflege von Körper und Seele trägt zu Ihrer Gesundheit bei. Nach der 8-Tage-Kur werden Sie sicherlich Gefallen an der einen oder anderen Übung gefunden haben. Diese können Sie dann in Ihren Alltag einbauen.

Atemübungen am Morgen

Was gibt es Schöneres, als sich nach dem Aufwachen so richtig im Bett zu räkeln und zu strecken und dann sanft in den neuen Tag zu gleiten? Auch medizinisch gesehen ist es sehr viel besser, langsam aufzuwachen und sich dabei ausgiebig zu dehnen. Hierdurch werden die Muskeln gelockert und in der Nacht entstandene Verspannungen gelöst. Ist Ihr Kreislauf dann ein wenig in Schwung gekommen, sollten Sie einige Atemgymnastik-Übungen machen – am besten am geöffneten Fenster.

Die hier vorgestellten Übungen sind Variationen von Zilgrei-Übungen. Die Zilgrei-Methode geht zurück auf den Chiropraktiker Hans Greissing und seine Patientin Adriana Zillo. Zilgrei verbindet eine spezielle Atemtechnik mit bestimmten Körperhaltungen und Bewegungen. Weitere Varianten finden Sie in den entsprechenden Fachbüchern
▶ **siehe Seite 122.**

EINKAUFSLISTE

FÜR DIE BODY & SOUL-KUR BENÖTIGEN SIE
- 2 Massagebürsten ☐
- 1 kg Heublumen ☐
- 1 Heublumenkissen ☐
- etwas Natriumkarbonat oder Bullrichsalz-Pulver ☐
- 1 oder 2 Liter Frischmolke ☐
- Apfelessig ☐
- Sonnenblumenöl ☐
- Heilerde ☐
- Massageöl ☐
- Ätherische Öle nach Belieben ☐

WOCHENPLAN

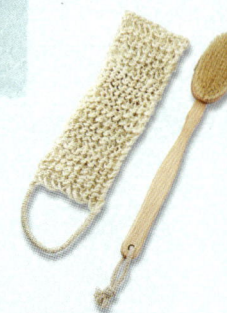

Wie soll der Wochenplan aussehen?

SO KÖNNTE IHR WOCHENPLAN FÜR BODY & SOUL AUSSEHEN

	Tag 1	Tag 2	Tag 3	Tag 4	Tag 5	Tag 6	Tag 7	Tag 8
Atemgymnastik	●	●	●	●	●	●	●	●
Trockenbürsten	●	●	●	●	●	●	●	●
Ölsaugen	●	●	●	●	●	●	●	●
Apfelessigabreibung	●				●		●	
Heilerdemaske		●				●		
Baseneinlauf	●							
Bäder und Duschen	●	●	●	●	●	●	●	●
Heublumenbad/-packung	●			●				●
Leberwickel/Prießnitzwickel	●			●			●	
Partnermassage	●				●			●
Selbstmassage			●			●		
Sport/Stretching		●			●		●	
Naturmeditation		●		●		●		●
Reise ins Ich	●			●			●	

ERSTELLEN SIE IHREN PERSÖNLICHEN WOCHENPLAN

	Tag 1	Tag 2	Tag 3	Tag 4	Tag 5	Tag 6	Tag 7	Tag 8
Atemgymnastik								
Trockenbürsten								
Ölsaugen								
Apfelessigabreibung								
Heilerdemaske								
Baseneinlauf								
Bäder und Duschen								
Heublumenbad/-packung								
Leberwickel/Prießnitzwickel								
Partnermassage								
Selbstmassage								
Sport/Stretching								
Naturmeditation								
Reise ins Ich								

Der Atem – er hält uns am Leben und verbindet Körper, Geist und Seele miteinander. Atmen bedeutet also mehr, als Luft einzuziehen und wieder auszustoßen. Die Atmung ist der Rhythmus des Lebens. Sie versorgt uns mit Sauerstoff und durch sie scheiden wir Kohlendioxid aus. Durch Atemübungen können wir auch unser Befinden beeinflussen, uns etwa bei Aufregung beruhigen.

ATEMÜBUNG LIEGEND

- Legen Sie sich in Rückenlage auf eine Gymnastikmatte. Platzieren Sie die Handflächen auf den Unterbauch, oberhalb der Beckenknochen, sodass Sie die Atembewegungen fühlen können.
- Atmen Sie mit geschlossenem Mund durch die Nase tief in den Bauch, halten Sie die Luft 5 Sekunden an und lassen Sie sie sehr langsam über den Mund wieder entweichen. Verharren Sie in völlig ausgeatmetem Zustand weitere 5 Sekunden.
- Wiederholen Sie diese Art zu atmen noch mindestens 5-mal.

ATEMÜBUNG IM STEHEN

- ❶ Verschränken Sie im Stand die Finger hinter dem Kopf. Üben Sie mit den Händen einen leichten Zug nach oben aus. Die Wirbelsäule wird leicht gedehnt.
- ❷ Atmen Sie durch die Nase tief ein, halten Sie den Atem etwa 5 Sekunden an. Atmen Sie durch den Mund langsam aus und beugen Sie dabei Kopf und Oberkörper leicht nach vorn.
- Verharren Sie im völlig ausgeatmeten Zustand 5 Sekunden lang. Richten Sie sich langsam wieder auf und atmen Sie dabei durch die Nase erneut tief in den Bauch ein. Gestreckt bleiben Sie wieder 5 Sekunden lang stehen.
- Wiederholen Sie diese Übung noch mindestens 5-mal.

Walking

Das sanfte Lauftraining ist für unsere Gesundheit rundum gut. Das Herz-Kreislauf-System wird trainiert, die Atemfunktion

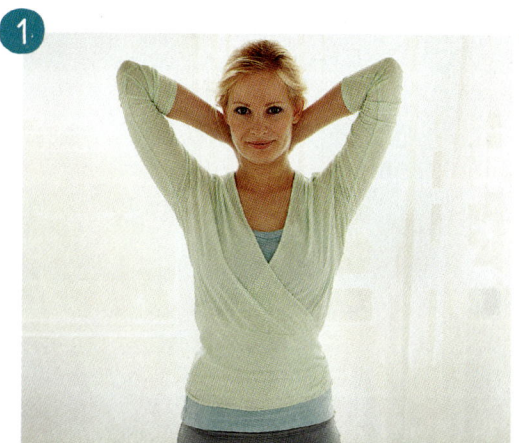

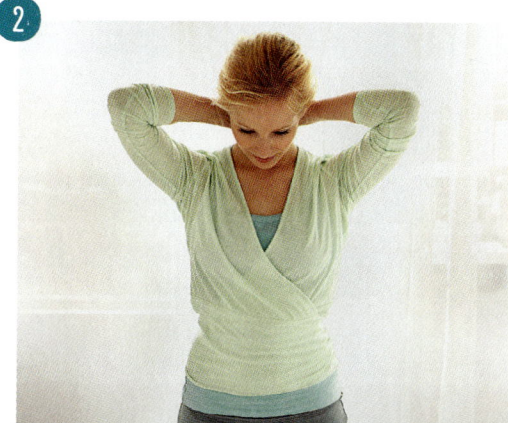

gefördert, Säuren werden abgeatmet, der Stütz- und Bewegungsapparat stabilisiert, die Muskelbildung wird gefördert, der Stoffwechsel angeregt, das Immunsystem gestärkt, die Figur gestrafft und die Leistungsfähigkeit nimmt zu. Was will man mehr? Ob Sie diese Ausdauersportart in einer Walking-Gruppe oder anhand entsprechender Literatur ▸ **siehe Seite 122** erlernen, bleibt Ihnen überlassen. Wichtig sind eine gute Anleitung sowie ein Fitness- und Risikocheck vorweg, um Überforderung zu vermeiden. Beim Walken mit Stöcken (Nordic Walking) wird nicht nur die Ausdauer trainiert, durch den Stockeinsatz kräftigen Sie auch Ihre Muskeln. Allerdings ist ein fehlerfreier Laufstil Voraussetzung für den Erfolg:
Die Haltung ist aufrecht und die Schritte sind etwas größer als üblich.

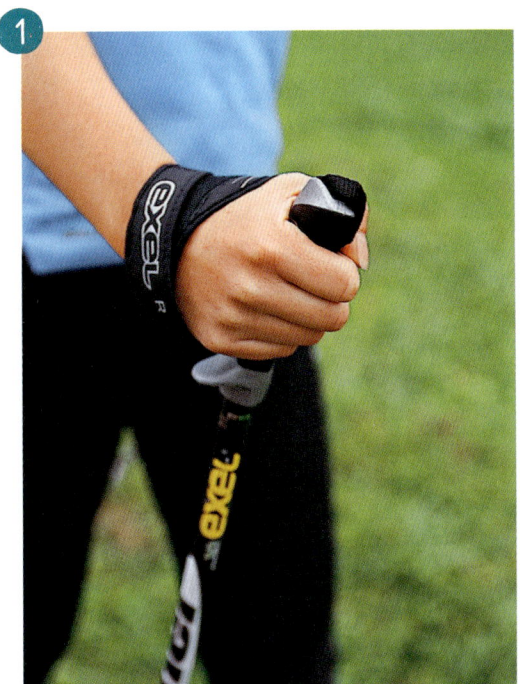

- ❶ Die Stöcke sollten am Handgelenk fixiert sein. Wenn Sie mit dem linken Bein einen Schritt nach vorne machen, geht der rechte Arm nach vorne und steckt den Stock im Boden ein. (Entsprechend umgekehrt: rechtes Bein, linker Arm.) Beim nächsten Schritt (rechtes Bein) geht der rechte Arm nach hinten, bis er gestreckt ist.
- ❷ Dann die Hand öffnen. Erst bei der nächsten Vorwärtsbewegung den Stock wieder greifen. Wichtig: Die Armbewegung ist eine Pendelbewegung aus der Schulter heraus, die durch den Stockeinsatz verstärkt wird. Nur so werden alle Muskelgruppen – Rücken, Arme, Beine – optimal trainiert.

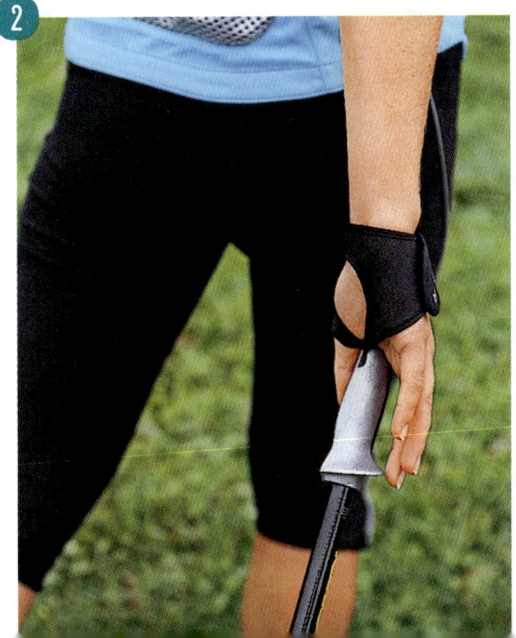

Stretching

Stretching bedeutet Dehnung – und die ist zum Erhalt der vollen Funktion unseres Binde-, Stütz- und Muskelgewebes beinahe genauso wichtig wie ausreichendes Training. Bei ständigen Fehl- und Minderbelastungen können sich die Gewebepartien zurückbilden, verkürzen oder an Festigkeit verlieren. Die Folge sind Haltungsschäden, die mit mehr oder weniger starken Schmerzen verbunden sein können.

Bei allen Stretching-Übungen gilt:

- Sie sollten zwar den Zug in der Muskulatur deutlich spüren, aber wenn es schmerzt, hören Sie bitte auf! Die Bewegungen sollen nicht abrupt, sondern sanft und ohne Schmerzen ausgeführt werden.
- Wenn Sie Ihre Muskeln gut spüren, halten Sie in der Bewegung inne und versuchen, sich zu entspannen.

STRETCH-ÜBUNG STEHEND

- ❶ Stellen Sie sich mit leicht gespreizten Beinen aufrecht hin. Recken Sie sich und strecken Sie die Arme so weit wie möglich nach oben. Dabei greifen Sie abwechselnd in Richtung Decke.
- Mit jeder Hand sollten Sie 10-mal greifen.

STRETCH-ÜBUNG MIT STUHL

- ❷ Sie stehen vor einem Stuhl. Legen Sie die Ferse des linken Beines mindestens in Kniehöhe auf die Sitzfläche, eventuell müssen Sie ein Kissen unterlegen. Beugen Sie Ihren Oberkörper ganz langsam zum gestreckten linken Bein hin. Versuchen Sie, sich dabei zu entspannen, und zählen Sie bis 15.
- Mit dem anderen Bein wiederholen.

STRETCH-ÜBUNG AUF DEM BODEN

- ❸ Setzen Sie sich mit gespreizten Beinen auf den Boden und beugen Sie sich je 5-mal langsam über das linke, dann über das rechte Bein und zuletzt zwischen beiden Beinen nach vorn, jeweils so weit, wie Sie ohne starkes Ziehen kommen.
- Sollte dies für Sie eine leichte Übung sein, fassen Sie einen Fuß und ziehen sich mit den Armen sanft zu ihm hin.

STRETCH-ÜBUNG MIT ABROLLEN

- Stellen Sie sich mit leicht gespreizten Beinen aufrecht hin.
- ❹ Nun rollen Sie sich langsam nach unten ab – Wirbel für Wirbel über Hals-, Brust- und Lendenwirbelsäule. Führen Sie die Bewegung langsam und bewusst aus und beugen Sie sich so weit wie möglich.
- Verweilen Sie kurz im gebeugten Zustand. Richten Sie sich dann langsam wieder auf, und zwar auch diesmal Wirbel für Wirbel, bis Sie wieder voll gestreckt sind.
- Wiederholen Sie diese Übung 3- bis 4-mal. Falls Sie sich steif und ungelenk fühlen – keine Sorge: Mit jedem Tag geht es leichter und Sie werden die Dehnung genießen.

BODY & SOUL – DIE 8-TAGE-KUR

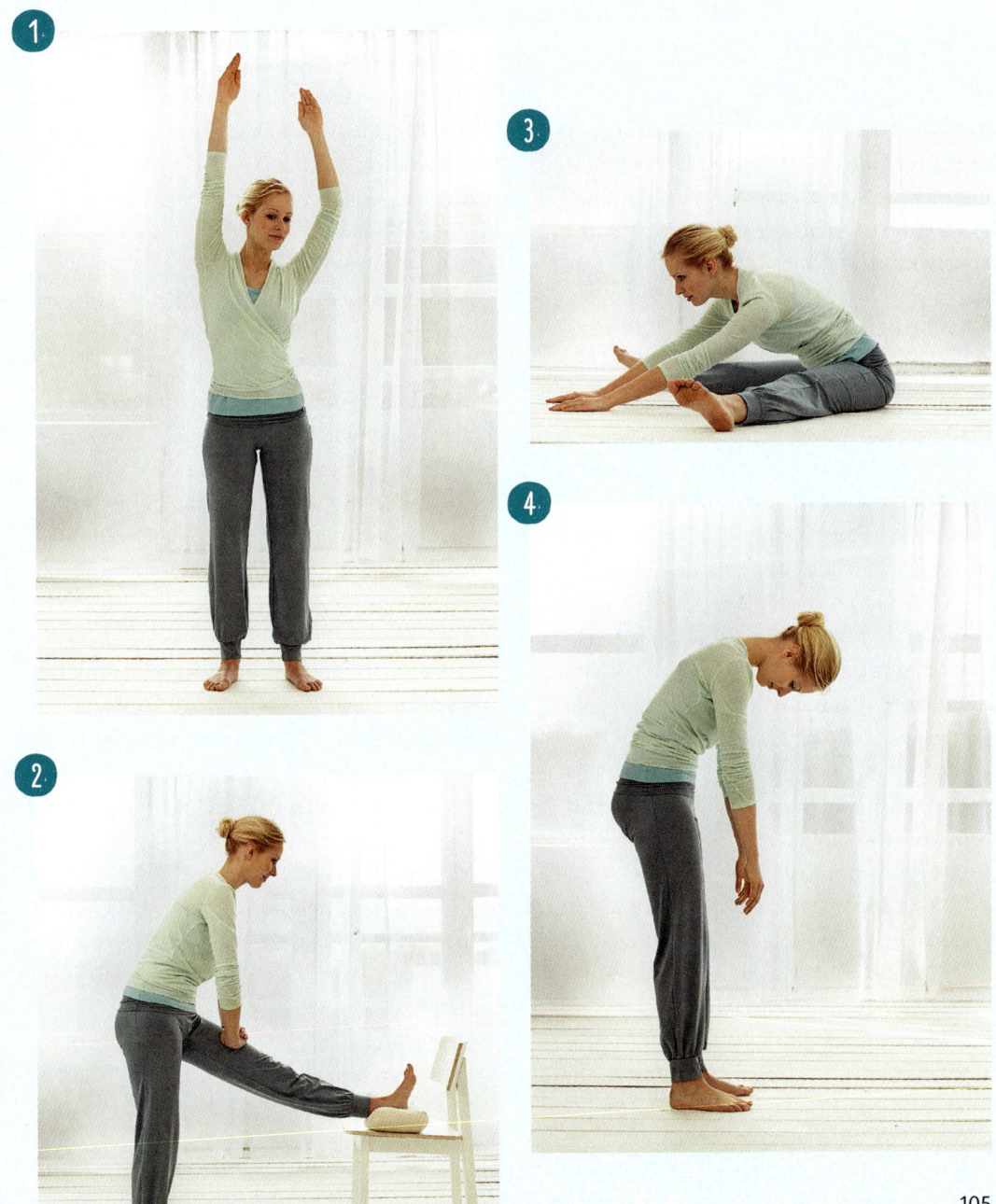

Anwendungen mit Bürste und Wasser

Wenn Sie bereits am Morgen Stoffwechsel und Kreislauf in Schwung bringen, fällt es dem Organismus leichter, Stoffwechselschlacken abzutransportieren und so die Säure-Basen-Balance zu erreichen.

Trockenbürsten

Es regt den Kreislauf an, wirkt Erschöpfungszuständen entgegen und stärkt das Immunsystem. Sie benötigen zwei Massagebürsten mit Naturborsten, deren Borstenhärte Ihrer Hautempfindlichkeit angepasst ist, sowie einen Massagegurt für den Rücken. Bürsten und Gurt erhalten Sie in Sanitätshäusern.

SO WIRDS GEMACHT

Die Bürstenmassage wird abwechselnd mit ein oder zwei Bürsten ausgeführt. Für die ganze Massage sollten Sie sich mindestens 15 Minuten Zeit nehmen.

- Bürsten Sie im Stehen in langen rhythmischen Bewegungen die Unterschenkel vom Fuß zum Knie hin.
- Setzen Sie sich nun auf einen Hocker und bürsten Sie die Füße einschließlich der Fußsohlen, die Kniegelenke und mit kreisenden Bewegungen Oberschenkel, Hüfte und Kreuzgegend.
- ❶ Bürsten Sie nun zunächst den rechten, dann den linken Arm. Sie beginnen dabei am Handrücken, streichen mehrmals über Unter- und Oberarm auf der Außenseite entlang und führen die Bürsten kreisförmig über die Schultergelenke. Danach werden die Handinnenflächen und die Innenseiten der Arme bis hin zu den Achselhöhlen gebürstet. Streichen Sie auch hier mehrmals von den Händen ausgehend nach oben.
- Beim Rumpfbürsten beginnen Sie an der Schulter und führen eine Bürste kreisförmig um die Brustwarzen und dann weiter bis zum Brustbein, wo der Druck nachlassen sollte. Bürsten Sie zuerst die rechte, dann die linke Seite.
- ❷ Für den Bauch setzen Sie beide Bürsten unterhalb des Rippenbogens an und führen sie, links und rechts gleichzeitig, in Richtung Beckenknochen und wieder nach oben. Beginnen Sie dabei an der Rumpfaußenseite und bürsten Sie sich langsam bis zur Körpermitte vor.
- ❸ Schließen Sie eine kräftige Massage Ihres Rückens mit einem Massagegurt an.

WICHTIG

VORSICHT BEI KRAMPFADERN!
Wenn Sie Krampfadern haben, lassen Sie bitte die betroffenen Gebiete an den Beinen beim Bürsten aus! Sprechen Sie zudem mit Ihrem Arzt über das Thema!

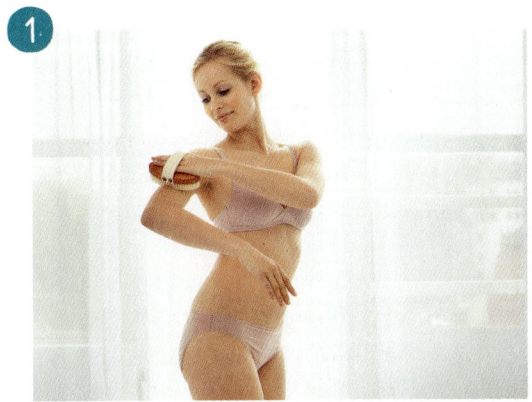

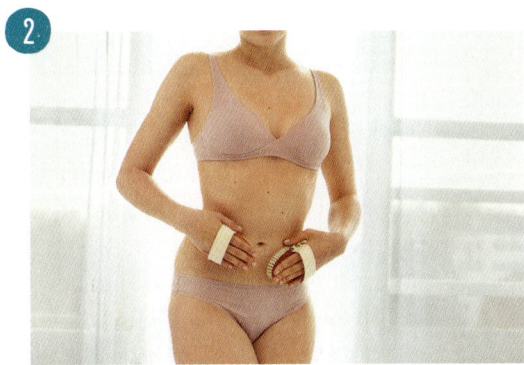

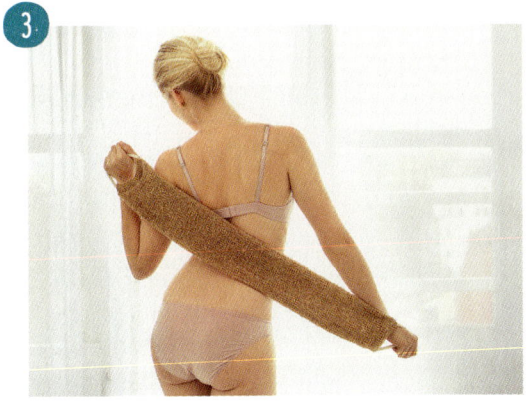

Duschen

Beginnen Sie den Tag mit einer angenehmen warmen Dusche, damit Ihr Körper gut durchgewärmt ist. Duschen Sie sich abschließend kalt ab. Dabei ist es wichtig, zuerst die Füße und Unterschenkel mit dem kalten Wasser in Berührung zu bringen und dann langsam aufsteigend die oberen Körperregionen »abzuschrecken«. Sparen Sie den Rücken aus, damit die Nierenlager nicht auskühlen und sich die Muskulatur verspannt.

Wenn Ihnen die kalte Dusche am Bauch zu unangenehm ist, lassen Sie diese Region zunächst aus. Im Lauf der Zeit gewöhnt sich Ihr Körper an die Temperaturschwankungen, sodass Sie die kalte Dusche bald als angenehm und vitalisierend empfinden werden. Nach dem Duschen sollten Sie unbedingt noch etwa zehn Minuten zugedeckt nachruhen. Mit dieser Art der Morgenwäsche starten Sie nicht nur hellwach in den Tag, sondern stärken auch Ihr Immunsystem.

Prießnitzwickel

Vinzenz Prießnitz entwickelte zu Beginn des 19. Jahrhunderts diesen ungemein wohltuenden Bauchwickel. Mit dieser eigentlich sehr einfachen Behandlung werden die Verdauungsorgane durchwärmt, ihre Durchblutung wird gefördert und damit ihre Funktion unterstützt. Sie benötigen:

- zwei Baumwoll- oder Leinenhandtücher,
- eine Wärmflasche und
- ein großes Frottiertuch zum Fixieren.

Der Prießnitzwickel sollte mindestens eine halbe Stunde belassen werden, kann aber auch bis zum völligen Auskühlen der Wärmflasche auf dem Bauch verbleiben.

SO WIRDS GEMACHT

- Falten Sie jedes der Baumwoll- beziehungsweise Leinentücher zweimal der Quere nach, sodass Sie zwei jeweils vierlagige Kompressen erhalten.
- Durchfeuchten Sie eine dieser Kompressen mit kaltem Wasser, wringen Sie sie aus.
- Legen Sie die feuchte Kompresse nun auf Ihren Bauch.
- Geben Sie jetzt die trockene Kompresse darauf.
- Legen Sie die mit heißem Wasser gefüllte Wärmflasche auf die Tücher.
- Legen Sie sich nun auf das Frottiertuch und fixieren Sie alles, indem Sie sich das große Tuch um den Leib wickeln.

Heublumenanwendungen

Unter Heublumen, auch Grasblüten genannt, versteht man ein Gemisch aus Blütenteilen, kleineren Blatt- und Stängelstücken sowie Samen verschiedener Gräser. Ruchgras und Frühjahrslabkraut sind die wirksamen Substanzen der Heublumen. Sie wirken durchblutungsfördernd, krampflösend, schmerzstillend und regen den Stoffwechsel an.
Sie können den »Klassiker« selbst herstellen oder fertige Badezusätze verwenden.

WICHTIG

ACHTUNG BEI HEUBLUMENBÄDERN
- Allergiker sollten Heublumenzusätze (wie alle Zusätze) zuerst auf ihre Verträglichkeit überprüfen.
- Herz-Kreislauf-Kranke sollten hohe Temperaturen bei Bädern dringend meiden und in jedem Fall die Anwendung von Bädern jeglicher Art unbedingt mit ihrem Arzt oder Therapeuten besprechen.

KLASSISCHES HEUBLUMENBAD

- Setzen Sie ein Kilogramm Heublumen (aus der Apotheke oder Drogerie) mit fünf Litern kaltem Wasser an. Erhitzen Sie das Gemisch und kochen Sie es 20 Minuten. Den Sud durch ein Haarsieb abgießen und dem Badewasser beigeben.
- Die Badedauer sollte bei einer Temperatur von etwa 38 Grad 20, maximal 30 Minuten betragen. Nach dem Bad sollten Sie zugedeckt noch eine halbe bis eine Stunde nachruhen.

HEUBLUMENPACKUNGEN

Heublumenpackungen, ob mit Kissen oder mit Sud, haben die gleiche Wirkung wie die Bäder. Sie helfen außerdem besonders gut gegen Rückenschmerzen, vor allem im Nacken-, Schulter- und Lendenwirbelbereich.

Nach der Anwendung sollten Sie jeweils noch für etwa zehn Minuten ruhen. Heublumenkissen sind in der Apotheke erhältlich. Sie können das Heublumenkissen bis zu fünfmal benutzen. Und so wenden Sie das Kissen an:

- Bringen Sie Wasser in einem Topf zum Kochen, legen Sie das Heublumenkissen in einem Dämpfeinsatz so in den Topf, dass es vom Wasserdampf durchströmt, aber nicht vom Wasser benetzt wird. Nach einer Stunde ist das Kissen ausreichend aufgeheizt und angefeuchtet. Probieren Sie erst aus, ob es nicht zu heiß ist, damit Sie sich nicht verbrennen.
- Nun wickeln Sie es in ein Leinentuch und legen es für 20 Minuten auf die schmerzende Stelle.
- Das Kissen nach dem Gebrauch luftig zum Trocknen aufhängen.

Heublumensud können Sie selbst herstellen:

- Lassen Sie vier Liter Wasser mit drei Handvoll Heublumen etwa 30 Minuten lang kochen. Seihen Sie dann den Sud ab und lassen Sie ihn auf etwa 45 Grad abkühlen (mit dem Thermometer prüfen).
- Tauchen Sie ein Leinentuch in den Heublumensud, wringen Sie es aus und legen Sie es auf die schmerzende Körperpartie.
- Wickeln Sie ein zweites Tuch und als äußerste Hülle ein großes Frottiertuch darüber, das Sie mit Sicherheitsnadeln fixieren. Den Wickel 10 bis 15 Minuten am Körper lassen.

Den Körper entgiften

Wenn Sie Ihrem Körper ernsthaft die Möglichkeit geben wollen, sich zu regenerieren, sollten Sie ihm zunächst dabei helfen, Schlackenstoffe auszuleiten. Dafür stehen zahlreiche Anwendungen zur Verfügung, die ohne großen Aufwand zu Hause durchgeführt werden können.

Baseneinlauf

Die Darmspülung, auch Einlauf genannt, wirkt entgiftend und entschlackend und wird von alters her zu diesem Zweck angewandt. Ein Einlauf mit basischem pH-Wert hat zwei Wirkungen: Zum einen nimmt der Darm die Basen auf und stellt sie dem Gesamtorganismus zur Verfügung. Zum anderen wird auch der pH-Wert im Darm selbst ausgeglichen, sodass sich säurebedingte Verkrampfungen lösen und sich Beschwerden am After zumindest erheblich bessern oder sogar ganz abheilen.

Sie brauchen für einen Einlauf einen Irrigator, das Gerät für Einläufe, und außerdem Natriumbikarbonat oder Bullrichsalz-Pulver – all das bekommen Sie in Ihrer Apotheke. Vielleicht empfinden Sie – wie viele Menschen – die Vorstellung von einem Einlauf als sehr unangenehm und möchten mit diesem Thema lieber nichts zu tun haben. Probieren Sie es trotzdem aus: Anfangs fühlt es sich vielleicht etwas seltsam an, aber es tut gut, sich danach so leer und leicht zu fühlen.

SO WIRDS GEMACHT

- Lösen Sie in einem halben bis dreiviertel Liter warmem Wasser drei Gramm Natriumbikarbonat oder einen Teelöffel Bullrichsalz-Pulver auf.
- Benutzen Sie den Irrigator, wie in der Gebrauchsanleitung beschrieben, fragen Sie im Zweifelsfall Ihren Arzt oder Apotheker oder im Sanitätshaus um Rat.
- Während Sie das Wasser im Darm haben, ist es gut, liegen zu bleiben und den Darm erst dann zu entleeren, wenn Sie das Gefühl haben, es nicht mehr halten zu können.

Leberpackung

Die Leber, das Kraftwerk unseres Körpers, ist in hohem Maße mit der Entgiftung betraut. Eine Leberpackung fördert die Durchblutung dieses Organs, was dem gesamten Stoffwechsel zugutekommt. Für die Packung benötigen Sie ein Leinenhandtuch, eine Wärmflasche und ein großes Frottiertuch.

WICHTIG

KEIN LEBERWICKEL BEI …
… Leberentzündung, Lebervergrößerung, Tumoren oder Gallensteinleiden. Hier sollten keine Leberwickel angewendet werden. Und: Nehmen Sie den Wickel sofort ab, wenn Sie sich nicht wohlfühlen!

SO WIRDS GEMACHT

- Falten Sie das Leinentuch längs zusammen. Tauchen Sie ein Drittel des Tuchs in heißes Wasser und wringen Sie es gründlich aus. Die Temperatur darf nicht zu heiß für Ihre Bauchhaut sein.
- Legen Sie zuerst den nassen Teil des Leinenhandtuchs auf Ihren Bauch. Darauf setzen Sie die mit heißem Wasser gefüllte Wärmflasche und schlagen den trockenen Teil des Handtuchs darüber. Jetzt wickeln Sie den Leib in das Frottiertuch.
- Lassen Sie den Leberwickel 20 Minuten wirken. Wichtig ist, dass Sie bequem liegen und der ganze Körper zugedeckt ist.
- Nach dem Abnehmen des Wickels eine halbe Stunde ruhen.

Ölsaugkur

Mit der russischen Ölsaugkur nach Dr. Fedor Karach kann sich unser Körper über die Mundschleimhaut entgiften. Sie benötigen kalt gepresstes Sonnenblumenöl.

SO WIRDS GEMACHT

- Nehmen Sie morgens einen Esslöffel Öl in den Mund und spülen und saugen Sie es 10 bis 15 Minuten durch Ihre Mundhöhle. Das Öl muss immer in Bewegung bleiben.
- Spucken Sie die dann milchige Flüssigkeit aus. Ist sie noch ölig-durchsichtig, war die Spüldauer zu kurz.
- Den Mund nun mit Wasser ausspülen und die Zähne putzen.

Molkebad

Molke, ein klassisches Naturheilmittel, kann innerlich als Trinkmolke, aber auch für eine Badekur verwendet werden. Das Molkebad regt den Stoffwechsel an und unterstützt die Entgiftung über die Haut. In Reformhäusern erhalten Sie Molkekonzentrat oder Frischmolke. Das Konzentrat sollten Sie entsprechend der Anweisung verdünnen.

SO WIRDS GEMACHT

- Für ein Frischmolkebad benötigen Sie einen Liter Frischmolke. Geben Sie die Molke in ein 38 Grad heißes Badewasser und bleiben Sie etwa 20 bis 30 Minuten darin liegen. Dieses Bad können Sie vier bis sechs Wochen lang zwei- bis dreimal pro Woche nehmen. Tägliches Baden würde den Körper zu stark belasten.

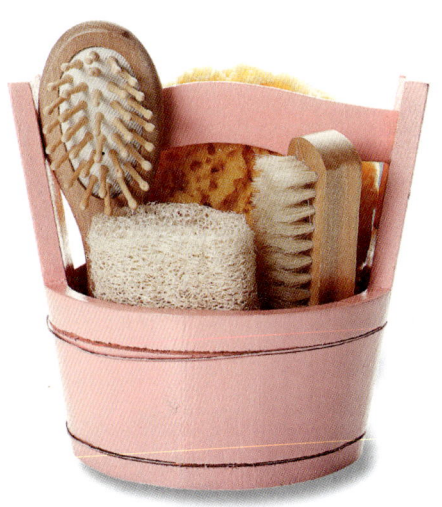

Heilerde

Dieses wunderbare Naturprodukt wird aus eiszeitlichen Lössablagerungen gewonnen. Viele Menschen leiden bei überlasteter Stoffwechsellage unter unreiner Gesichtshaut im Stirn-, Nasen- und Kinnbereich. Eine Gesichtsmaske mit Heilerde klärt die Haut, da sie im feuchten Zustand die Poren der Haut öffnet und entzündungshemmend und antibakteriell wirkt. Heilerde ist aber auch innerlich angewendet der ▶ siehe Seite 112 Säure-Basen-Balance zuträglich.

Heilerde für innere und äußerliche Anwendung erhalten Sie in Ihrer Apotheke oder Drogerie.

HEILERDE-GESICHTSMASKE

- Rühren Sie die Heilerde mit handwarmem Wasser zu einem zähflüssigen Brei an und streichen Sie diesen auf die fettenden oder unreinen Hautpartien Ihres Gesichtes – der Mund- und der Augenbereich werden dabei ausgespart. Nach 10 bis 15 Minuten beginnt die Maske anzutrocknen. Die Hautporen schließen sich wieder und das Fett und die darin enthaltenen Schmutzstoffe verbleiben in der Heilerde.
- Nach 20 bis 25 Minuten, wenn die Heilerde fest und ganz trocken ist, die Maske mit kaltem Wasser abwaschen und die Haut trocken tupfen. Falls einzelne Hautpartien spannen, können Sie diesen mit einer für Ihren Hauttyp geeigneten Creme neue Feuchtigkeit zuführen.

> **TIPP**
>
> **HEILERDE ZUR INNEREN REINIGUNG**
> Heilerde innerlich angewendet wirkt einem Übermaß an Magensäure entgegen und führt dem Körper wichtige Mineralstoffe, etwa Kalzium und Magnesium, zu.
> - Lösen Sie einen Esslöffel der feinen Heilerde in einem Glas guten Quellwassers auf.
> - Sehr empfindliche Menschen und jene, die den sandigen Geschmack nicht mögen, können das Gemisch nach dem Umrühren so lange stehen lassen, bis die schweren Partikel der Heilerde auf den Glasboden gesunken sind.
> - Dann trinken Sie die Flüssigkeit (Aufschwemmung) schluckweise über den Tag verteilt.

Apfelessigabreibung

Apfelessig ist als Heilmittel seit der Antike bekannt und spielte schon in der mittelalterlichen Klostermedizin eine Rolle. Eine heiße Abreibung mit Apfelessig hilft der Haut bei der Entgiftung – und verschönert sie. Sie brauchen dazu nur ein Handtuch, heißes Wasser und etwas Apfelessig. Eine Haarspülung mit stark verdünntem Apfelessig dient ebenfalls der Schönheitspflege.

SO WIRDS GEMACHT
- Tauchen Sie das Handtuch in heißes Wasser und wringen Sie es aus. Verteilen Sie einen Teelöffel Apfelessig auf dem Tuch.
- Reiben Sie sich, an den Füßen und Beinen beginnend, ab. Immer in Richtung Herz arbeiten Sie sich über Arme und Rumpf.

Entspannung für Körper und Seele

Körperliche Entspannung ist für unseren Organismus extrem wichtig. Besonders deutlich erkennen Sie das daran, dass sich die volle Wirkungskraft von Anwendungen wie Leibwickeln oder Vollbädern erst nach dem Nachruhen entfaltet. Wenn Sie diese Phase auslassen, war alles umsonst und Sie haben gar nichts gewonnen.

Pralle Sonne, Lärm, unzureichende Frischluftzufuhr, Temperaturen, die Unbehagen auslösen, ständig klingelnde Telefone, Verkehrslärm, Auspuffgase – das alles sind Stressfaktoren, die Sie alarmieren sollten. Denn bei so vielen Reizeinflüssen verspannt sich Ihr Körper, ohne dass Sie es merken und etwas dagegen tun können.

Da sich diese Faktoren im Alltagsleben nicht gänzlich ausschalten lassen, sollten Sie lernen, sich aktiv zu entspannen. Ruhen Sie sich immer wieder aus und machen Sie es sich gemütlich. Ob Sie sich im Sommer in eine Wiese legen, im Winter in Ihr Bett oder auf die Couch, ob drinnen oder draußen –

wichtig ist, dass Ihr Aufenthaltsort frei von äußeren Stressfaktoren ist.

Falls Sie bei der Entspannung musikalische Untermalung möchten, wählen Sie leise, entspannende Musik. Denn es ist erwiesen, dass beruhigende, harmonische Musik den Pegel der Stresshormone senkt, den der Endorphine (körpereigene Glücksstoffe im Gehirn) dagegen erhöht und sogar das Immunsystem ankurbelt.

Die Naturmeditation

Am frühen Morgen oder in der Abenddämmerung bietet die Natur viele überraschende Schauspiele, viele große und kleine Wunder. Gönnen Sie sich Zeit, sie in Ruhe zu betrachten. Selbst in Großstädten gibt es Orte, wo Sie sich mit der Natur allein fühlen und wo Sie all Ihre Sinne nur darauf richten können, Ihre natürliche Umgebung zu sehen, zu hören, zu riechen, zu fühlen und zu ertasten. Setzen Sie sich an den schönsten Ort, den Sie kennen und der gut für Sie erreichbar ist, betrachten Sie die Pflanzen, den Himmel und die Lebewesen, lassen Sie Ihre Gedanken fliegen, geben Sie sich der Entspannung hin, die Ihnen die Natur zu geben vermag.

Die Reise ins Ich

Setzen oder legen Sie sich an den bequemsten Ort Ihrer Wohnung. Schließen Sie die Augen, entspannen Sie sich und lassen Sie Ihre Gedanken fliegen. Wenn Sie unter starker Anspannung leiden, besteht die Gefahr, dass negative Gedanken die Oberhand gewinnen. Versuchen Sie, sich auf schöne, entspannte Momente zu konzentrieren. Stellen Sie sich vielleicht einen Spaziergang am Strand oder ein anderes für Sie besonders positives Erlebnis vor.

Manchmal hilft es, wenn Sie ein geistiges Drehbuch über Ihre Zukunftspläne schreiben, in dem Sie sich ausmalen, wie sich Ihre Ziele und Wünsche erfüllen können. Aber Achtung: Bauen Sie sich nicht allzu pompöse Luftschlösser, damit Sie nach Beendigung Ihrer Reise nicht von der Wirklichkeit enttäuscht sind – etwas Realitätsnähe ist empfehlenswert.

> **TIPP**
>
> **MUSIK IST TRUMPF**
> Nicht nur Musikhören, auch aktives Musizieren trägt zum Abschalten und zur Entspannung bei. Wenn Sie kein Instrument erlernt haben oder erlernen wollen, eignet sich Trommeln gut. Oder singen Sie – egal ob alleine oder in der Gruppe. Entscheiden Sie selbst, wie es Ihnen am besten taugt. Auch Tanzen ist gut zum Stressabbau geeignet. Voraussetzung für die wohltuende Wirkung von Musik auf Körper, Geist und Seele ist, dass Sie das Musizieren nicht als »Leistungssport« betreiben.

Entspannung im Schlaf

Viele Menschen können nur im Schlaf richtig entspannen, weil sie bei Meditationen und Entspannungsübungen nur schwer abschalten können. Umso wichtiger ist es, die richtige Schlafhygiene zu betreiben, das heißt, den Schlaf besonders zu pflegen und alle Störfaktoren aus dem Weg zu räumen.

DEM BIORHYTHMUS FOLGEN

Erste Voraussetzung für eine gute Entspannung im Schlaf ist Regelmäßigkeit. Unser Körper unterliegt einem gleichmäßigen Biorhythmus, der sich dem Licht, den Jahreszeiten und unserem Tagesablauf anpasst. Von diesen Regelmechanismen wird nicht nur der Schlaf-wach-Wechsel im Gehirn bestimmt, sie beeinflussen auch die Ausschüttung von Hormonen, die wiederum die Tätigkeit unseres Kreislaufs und aller chemischen Vorgänge in den Körperzellen lenken. Kommen wir nicht zur Ruhe oder sind die Schlafzeiten sehr schwankend, dann können diese Regelmechanismen empfindlich gestört werden. Sorgen Sie deshalb dafür, dass Sie möglichst regelmäßig zu Bett gehen und auch wieder aufstehen. Sie sollten auf alle Fälle versuchen, vor 24 Uhr einzuschlafen.

BESSER SCHLAFEN

Neben dem Biorhythmus beeinflussen noch weitere Faktoren die Qualität und damit den Erholungswert unseres Schlafs. Hier einige Tipps, wie Sie besser ein- und durchschlafen:

- Nehmen Sie Ihre letzte Mahlzeit am besten drei Stunden vor dem Zubettgehen zu sich. Wenn Magen und Darm arbeiten, wird Ihr Schlaf unruhiger und oberflächlicher.
- Verzichten Sie auf Kaffee, schwarzen und grünen Tee sowie auf Alkohol.
- Entwerfen Sie ein Zubettgeh-Ritual, das möglichst täglich gleich ablaufen sollte.
- Sorgen Sie für ausreichende Frischluftzufuhr während der Nacht, damit genügend Sauerstoff für die Stoffwechselvorgänge zur Verfügung steht.
- Treiben Sie keinen auspowernden Sport vor dem Schlafengehen, das würde den Organismus zu sehr aufputschen.
- Schützen Sie sich vor Elektrosmog. Radiowecker auf dem Nachttisch, TV-Geräte und Ähnliches haben im Schlafzimmer nichts zu suchen.
- Lesen, essen oder telefonieren Sie nicht im Bett, damit Ihr Unterbewusstsein die Schlafstelle nicht mit solchen Aktivitäten verknüpft.

INFO

EIN SCHLÄFCHEN IN EHREN …
Neueste Forschungen haben bestätigt, dass eine halbe Stunde Mittagsschlaf die Leistungsfähigkeit enorm steigert. Gönnen Sie sich diese kleine Pause so oft wie irgend möglich.

Massagen

Massagen sind für unseren Körper außerordentlich entspannend und besitzen große Tiefenwirkung. Zudem helfen sie, die Säure in den Muskeln auszuleiten. Die Muskulatur fungiert für überschüssige Säuren als Depot. Besonders die Muskeln entlang der Wirbelsäule und der oberen Schulterpartie sind solche Säurespeicher. Unter der Säurelast verhärten sie leicht.

Durch die Massage wird die Muskulatur erwärmt, besser durchblutet und gelockert. Dadurch helfen Sie dem Körper, sich von den nun »aufgewirbelten« Säuren zu befreien. Sie können diesen Prozess noch unterstützen, indem Sie vor und nach der Massage viel – am besten gutes Mineralwasser ▶ siehe Seite 53 – trinken.

Verwenden Sie als Massageöl Jojoba-, süßes Mandel- oder Macadamianussöl. Machen Sie zur Sicherheit auf einer kleinen Hautpartie einen Allergietest.

Verfallen Sie nicht dem Perfektionismus, sondern gehen Sie vor allem bei der Partnermassage locker an die Sache heran. Mit ein bisschen Übung werden Sie merken, dass auch Sie als »Masseur« immer entspannter werden.

INFO

MASSAGE-ARTEN

Heute steht eine Fülle verschiedener Massagetechniken aus dem westlichen und östlichen Kulturkreis im Angebot. Hier ein kleiner Überblick:

- Klassische Massage: Sie kommt vor allem bei Verspannungen und Erkrankungen des Bewegungsapparates zum Einsatz sowie bei stressbedingten und psychosomatischen Störungen.
- Shiatsu: Bei der japanischen Druckpunktmassage werden verschiedene Schlüsselpunkte am Körper aktiviert. Der Therapeut arbeitet mit Händen, Ellbogen und Knien und nutzt dabei sein Körpergewicht aus. Das wirkt gegen körperliche und seelische Spannungszustände und regt darüber hinaus den Stoffwechsel an.
- Thai-Massage: Bei dieser Massage werden wie auch beim Shiatsu Druckpunkte aktiviert. Es gehören aber auch verschiedene Streckungen und Dehnbewegungen dazu. Das beeinflusst nicht nur den Muskelapparat positiv, sondern auch die Gelenke.
- Reflexzonenmassage: Über die manuelle Behandlung der Fußsohlen werden innere Organe beeinflusst.

MASSAGE MIT ÄTHERISCHEN ÖLEN

Wenn Sie Ihr Massageöl mit ätherischen Ölen anreichern, können Sie die Wirkung der Massage – entspannend, anregend oder auch erotisierend – vervollkommnen.

Im Handel werden immer häufiger bereits fertig gemischte Kreationen angeboten. Sie können aber mit einzelnen Ölen auch Ihre ganz persönliche Mischung herstellen.

INFO

SO WIRKEN DIE ÄTHERISCHEN ÖLE
- **Lavendel:** beruhigend, durchblutungsfördernd
- **Mandarine:** stimmungsaufhellend, aufheiternd
- **Palmarosa:** ausgleichend, stimmungsaufhellend
- **Rose:** harmonisierend, beruhigend
- **Rosenholz:** beruhigend, stimmungsaufhellend
- **Sandelholz:** beruhigend, regenerierend
- **Ylang-Ylang:** entkrampfend, entspannend, erotisierend
- **Zedernholz:** harmonisierend, entspannend
- **Zitrone:** anregend, aktivierend

DARAUF SOLLTEN SIE ACHTEN

Ätherische Öle können Allergien auslösen. Sie können auf das Öl selbst – was seltener vorkommt – oder aber auf chemische Rückstände im Öl allergisch reagieren. Deshalb sollten Sie sich die Angaben auf den Fläschchen – sowohl der fertigen Mischungen als auch der einzelnen Öle – genau durchlesen. Folgende Informationen sollten immer angegeben sein:
- Hundert Prozent reines ätherisches Öl (Kaufen Sie keine naturidentischen Öle oder Parfumöle. Diese riechen zwar wie reine Öle, sind aber synthetisch hergestellt und können auf der Haut zu starken Reaktionen führen.)
- Qualitätsangaben wie zum Beispiel »aus kontrolliert biologischem Anbau« oder »aus Wildsammlung«
- Rückstandsgeprüft (Kaufen Sie Ihre Öle am besten im Bioladen oder in einem Spezialgeschäft, wo reine Produkte angeboten werden sollten. Das kommt zwar vielleicht etwas teurer, aber bei Internet-Bestellungen kann man letztlich nie sicher sein, was man geliefert bekommt).

SO WIRDS GEMACHT

- Geben Sie alle ätherischen Öle und das Basisöl in eine entsprechend große Flasche und rollen Sie die Flasche zwischen den Händen hin und her. So vermischen sich die Öle und wärmen sich gleichzeitig auf Körpertemperatur auf.
- Verwenden Sie ausschließlich Düfte, die Sie und Ihr Partner als angenehm empfinden.
- Bringen Sie die ätherischen Öle niemals pur auf die Haut, sondern immer mit Basisölen wie Jojoba-, süßem Mandel- oder Macadamianussöl gemischt.

REZEPTE FÜR MASSAGEÖLE

Mischen Sie sich Ihre eigenen Massageöle. Diese können Sie auf Vorrat herstellen und in Braunglasfläschchen aufbewahren.

Entspannend und anregend
50 ml Jojobaöl | 1 Tropfen Lavendelöl | 2 Tropfen Palmarosaöl | 2 Tropfen Zitronenöl | 1 Tropfen Rosenholzöl
Es ist beides möglich: Mit dieser Mischung wirkt die Massage beruhigend und zugleich anregend.

Entspannung pur
50 ml süßes Mandelöl | 2 Tropfen Ylang-Ylang-Öl | 5 Tropfen Lavendelöl | 3 Tropfen Zedernholzöl | 5 Tropfen Sandelholzöl
Diese Mischung ist ideal, um am Abend so richtig entspannt aus dem Tag zu gleiten und alles, was Sie stresst, nervt oder beunruhigt langsam loszulassen.

Entspannend und harmonisierend
50 ml süßes Mandelöl | 20 ml Jojobaöl | 5 Tropfen Rosenöl | 10 Tropfen Mandarinenöl
Die Zusammensetzung bewirkt Entspannung und sorgt für ein Gefühl von ausgleichender Harmonie.

Entspannung und Beruhigung
50 ml Jojoba- oder süßes Mandelöl | 5 Tropfen Sandelholzöl | 3 Tropfen Rosenöl
Diese Mischung eignet sich vor allem nach einem stressigen Arbeitstag. Sie regt zudem die Fantasie an.

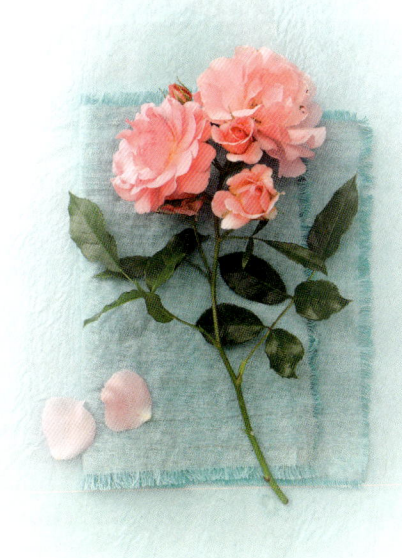

Die Blütenblätter der Rose liefern ein wohltuendes Öl.

SELBSTMASSAGE

Wenn kein Partner zur Verfügung steht, können Sie sich Beine und Füße auch selbst massieren. Eine solche Massage gibt Ihnen das gute Gefühl, selbst etwas für sich zu tun, und belebt darüber hinaus den gesamten Organismus.

BEINMASSAGE

- Setzen Sie sich auf ein Frottiertuch auf den Boden oder auch auf die Bett- oder eine Stuhlkante. Stellen Sie ein Bein auf und verteilen Sie mit streichenden Bewegungen das Massageöl gründlich darauf.
- Kneten Sie jetzt den Oberschenkel an der Außenseite von oben nach unten gut durch, immer abwechselnd mit der einen, dann mit der anderen Hand. Danach streichen Sie am Knie beginnend in Richtung Hüfte aus.
- ① Diesen Ablauf führen Sie nun zunächst vorn am Oberschenkel, dann hinten und zuletzt an der Innenseite aus.
- ② Streichen Sie vor dem Seitenwechsel immer zum Herzen hin aus.
- ③ Nun wird die Wadenmuskulatur in gleicher Weise durchgearbeitet. Beginnen Sie dabei am Fuß und kneten Sie aufwärts in Richtung Knie, streichen Sie danach wieder von unten nach oben aus.

Jedes Bein sollte auf diese Weise zweimal gründlich durchmassiert werden.

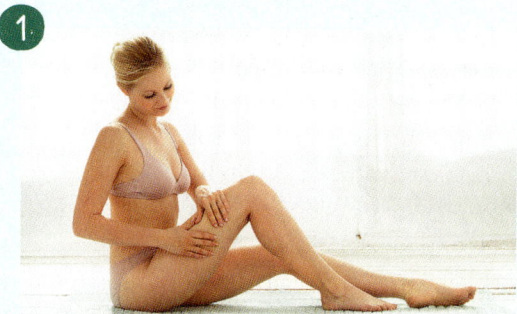

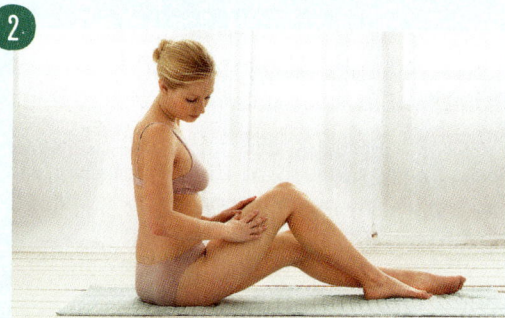

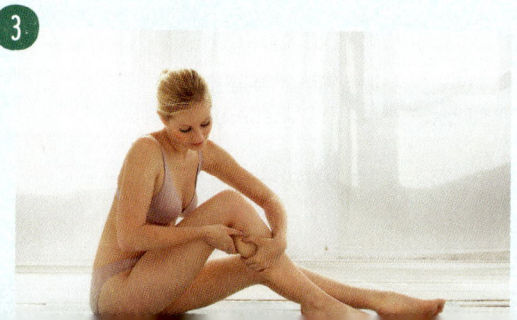

SELBSTMASSAGE

FUSSMASSAGE

- Falls nötig, geben Sie noch einmal etwas Massageöl auf Ihre Handflächen und verteilen es auf den Füßen. Legen Sie den Fuß mit dem Knöchel so auf das Knie des anderen Beines, dass Sie die Fußsohle ganz bequem erreichen können.
- ❶ Massieren Sie jeden Zeh mit Daumen und Zeigefinger mehrmals durch. Beginnen Sie am kleinen Zeh. Behandeln Sie den großen Zeh dann besonders intensiv, vor allem dessen Unterseite.
- ❷ Zur Massage der Fußsohle nehmen Sie anschließend den Fuß in beide Hände und massieren mit den Daumen in kreisenden Bewegungen von innen nach außen.
- ❸ Streichen Sie zum Schluss den Fuß mit der flachen Handfläche von den Zehen zur Ferse hin aus.
- Nach der Massage sollten Sie sich noch etwa 15 Minuten Ruhe gönnen.

Bei der Fußmassage sollten Sie unbedingt entspannt sitzen. Weitere Anleitungen zu Massagetechniken sowie Erläuterungen zur Bedeutung der Fußmassage finden Sie in zahlreichen Büchern ▸ siehe Seite 122.

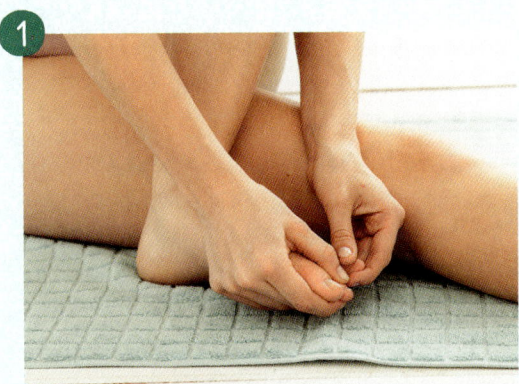

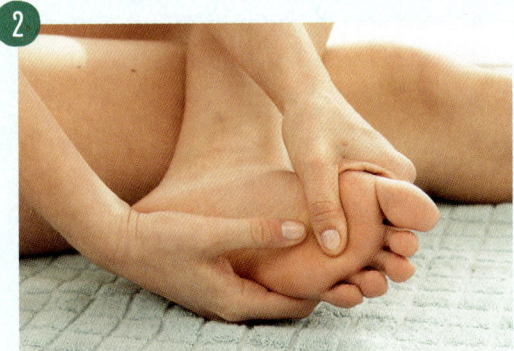

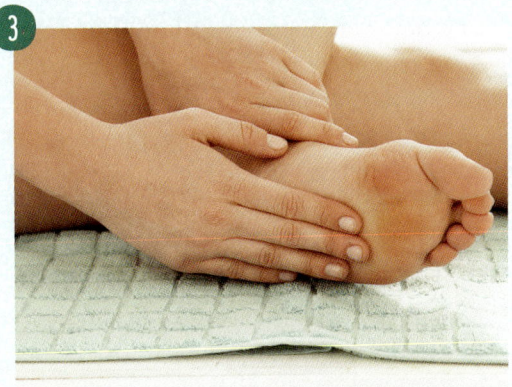

TIPP

WARMES ÖL VERWENDEN
Wärmen Sie das Massageöl vor der Anwendung im Wasserbad leicht an.

PARTNERMASSAGE

Ob Selbst- oder Partnermassage: Machen Sie sich eine schöne Zeit. Auch wenn Sie anfangs noch unsicher sind – mit dem Üben werden Sie immer besser.

ALLGEMEINE HINWEISE

- Als massierende Person sollten Sie sich immer ruhig und langsam bewegen.
- Sprechen Sie mit ruhiger, entspannter Stimme – das Gesprochene sollte auch inhaltlich zur Entspannung beitragen!
- Wärmen Sie gegebenenfalls vorher Ihre Hände in warmem Wasser an.
- Nehmen Sie eine bequeme, nicht verspannte Haltung neben Ihrem Partner/Ihrer Partnerin ein.
- Stellen Sie das Massageöl stets in erreichbare Nähe.

RICHTIG MASSIEREN

- Legen Sie Ihre Hand etwa eine Minute auf den Lendenbereich Ihres Partners, um Kontakt aufzunehmen. Lösen Sie den Kontakt zum Körper Ihres Partners erst wieder zum Ende der Massage. Lassen Sie den Rücken niemals unvermittelt los.
- ❶ Verteilen Sie das Massageöl auf dem Rücken. Streichen Sie in langen Bewegungen von den Schulterblättern zum Becken und nähern Sie sich dabei von der Taille aus der Wirbelsäule.

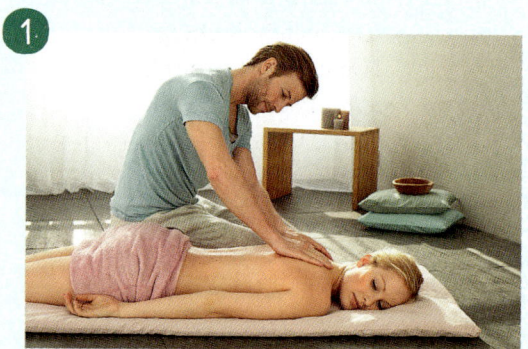

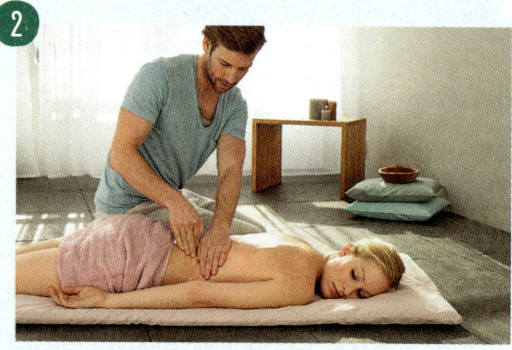

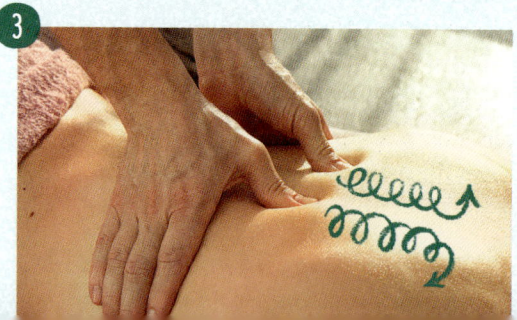

PARTNERMASSAGE

- ❷ Streichen Sie zuerst die rechte, dann die linke Körperseite von außen zur Wirbelsäule hin aus. Arbeiten Sie sich vom Schulter- zum Lendenbereich vor.
- ❸ Führen Sie mit den Daumen mit sanftem Druck rechts und links entlang der Wirbelsäule kleine Kreise aus. Beginnen Sie an der Lendenwirbelsäule und bewegen Sie die Daumen in Richtung Hals.
- ❹ Am Hals angekommen streichen Sie den Rücken mit beiden Händen von oben nach unten aus. Das seitliche Ausstreichen und die Daumenspirale können Sie noch zweimal wiederholen.

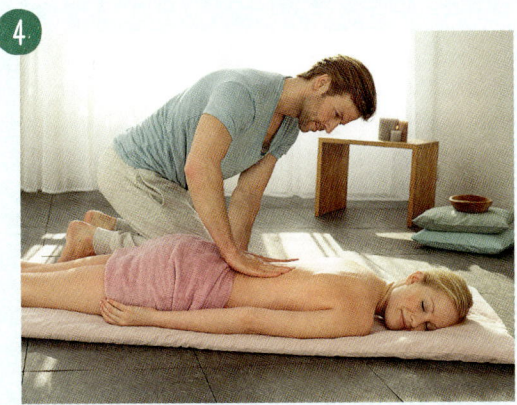

- ❺ Kneten Sie im Wechselgriff zuerst die rechte, dann die linke Seite. Arbeiten Sie sich vom Schulter- zum Lendenbereich vor; zwei- bis dreimal wiederholen.
- ❻ Dann streichen Sie den Rücken von unten nach oben aus. Malen Sie mit beiden Händen liegende Achten, an den Schultern beginnend.

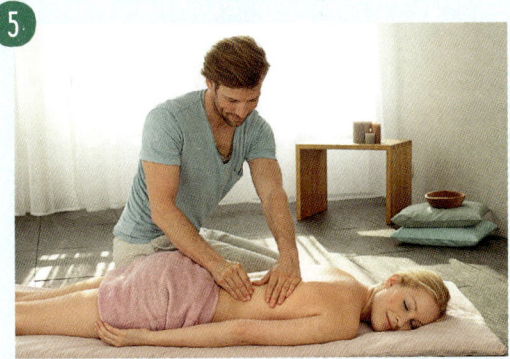

Wie die Kontaktaufnahme so erfolgt auch das Loslassen nicht plötzlich. Lassen Sie die linke Hand auf der linken Schulter und die rechte Hand auf der rechten Taille liegen. Wechseln Sie nun Hände und Seiten, achten Sie aber darauf, die Hände nacheinander zu lösen. Verweilen Sie auf jeder Seite etwa eine Minute. Zum Abschluss legen Sie die rechte Hand auf das Steißbein, die linke auf den Nacken und verweilen so etwa zwei Minuten. Lösen Sie dann langsam erst die eine, dann die andere Hand.

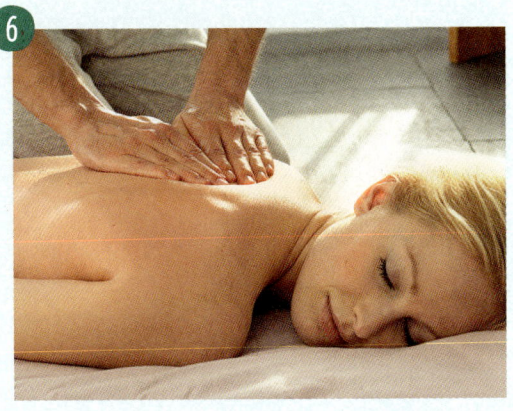

Bücher, die weiterhelfen

Bücher aus dem GRÄFE UND UNZER VERLAG

Hainbuch, Dr. F.:
Progressive Muskelentspannung.

Langen, Prof. Dr. med. D.:
Autogenes Training.

Lützner, Dr. med. H.:
Wie neugeboren durch Fasten.

Lützner, Dr. med. H.; Million, H.:
Richtig essen nach dem Fasten.

Pfeiffer, Dr. med. A.:
Magen und Darm natürlich behandeln.

Schinharl, C.:
1 Kartoffel – 50 Rezepte.

Schutt, K.:
Massagen.

Vormann, Prof. Dr. J.:
Säure-Basen-Balance (kleiner Kompass)

Wacker, S.:
Basenfasten.

Wacker, S.; Wacker, Dr. med. A.:
300 Fragen zur Säure-Basen-Balance.

Waesse, H.; Kyrein, M.:
Yoga für Einsteiger.

Wagner, Dr. F.:
Reflexzonenmassage.

Bücher aus anderen Verlagen

Béliveau, R., Gingras, D.:
Krebszellen mögen keine Himbeeren Das Kochbuch.
Goldmann Verlag

Luijpers, W.:
Die Heilkraft des Gehens.
Goldmann Verlag

Schuster E., Schuster T.:
Zwergenstübchen Kartoffelkiste.
Ernst Kaufmann Verlag

Samel, G.; Krämer, B.:
Die heilende Energie der ätherischen Öle.
Irisiana Verlag

Adressen, die weiterhelfen

Zentralverband der Ärzte für Naturheilverfahren und Regulationsmedizin e.V.
www.zaen.org

Deutsche Gesellschaft für Ernährung e.V. (DGE)
www.dge.de

**Österreich/Schweiz
Internationale Gesellschaft der F.-X.-Mayr-Ärzte**
www.fxmayr.com

Österreichische Gesellschaft für Ernährung
www.oege.at

Schweizerische Gesellschaft für Ernährung
www.sge-ssn.ch

Internetlinks, die weiterhelfen

Auf den folgenden Websites und Datenbanken finden Sie Informationen rund um das Thema Säure-Basen-Haushalt sowie zu Sport und Bewegung
www.aid.de/inhalt/was-wir-essen-blog-70.php
www.gesundheit.de/ernaehrung
www.zentrum-der-gesundheit.de
www.ernaehrung.de
www.gesund-durch-essen.at
www.forum-ernaehrung.at
www.gesund.co.at
www.gesundheit.com
www.richtig-essen-institut.de
www.saeure-basen-forum.de
www.lauftipps.de
www.sportprogesundheit.de
www.walking.de
www.laufexperten-muenster.de

Sachregister

A

Abgeschlagenheit 41
Abwehrkräfte 29, 38
Aids 37
Alfalfasprossen 74
Alkalose 19, 60
Alkohol 13, 25, 26, 27, 28, 38, 60
Allergie 38, 46, 49, 116
Allgemeinbefinden 35
Alter 17, 28–29
Anti-Aging 17
Antibiotika 23, 38
Antikörper 29, 46
Antioxidantien 77
Apfelessigabreibung 112
Arterienverkalkung 46
Arteriosklerose 46
Atemgymnastik 99
Atemübungen 12, 99, 102
Ätherische Öle 116–117
Atmung 19, 102
Ausgeglichenheit, seelische 56
Ausleitungsverfahren 35, 109–112
Autogenes Training 58
Azidose (s. a. Übersäuerung) 16, 17

B

Ballaststoffe 71
Base 8–10
Baseneinlauf 109
Basenpulver 61
Basisöl, für Massage 115, 117
Bauchspeicheldrüse 10, 13, 38
Beinmassage 118
Bewegung 14, 26, 47, 59
Bewegungsapparat 103
Bindegewebe 11, 18, 26, 104
Bindegewebserkrankungen 46–47
Bindegewebsschäden 43
Biorhythmus 21, 114
Blut 10, 12, 20, 21, 25, 29, 37, 50
Blutdruckschwankungen 28
Blutgerinnungsstörung 35
Bluthochdruck 46
Bohnen, grüne 67
Brottrunk 55
Bullrichsalz-Pulver 109, 110
Bürstenmassage 106–107
Butter 67

C

Chemotherapie 31, 38
Chips 28
Co-Enzyme 30
Cola 28

D

Darm 11, 13, 18, 26, 38–39
Darmerkrankungen 38
Darmflora 13, 23, 31, 38, 49
Darmsanierung 35
Darmspülung 109
Depression 31, 37
Diabetes 47
Digitalis 61
Dünndarm 15, 61
Durchblutungsstörungen 41
Durchfall 14, 23
Duschen 107

E

Ei 52, 67
Einlauf 109
Einspeicheln 16
Eisen 55, 65, 75
Eiweiß 25, 29, 30, 38, 71
Endorphine 113
Entgiften 109–112
Entlastungstag 65
Entsäuerungstee 62
Entspannung 27, 35, 47, 112–115,
Entspannungsverfahren 58
- imaginative 58
- meditative 58
Entzündungen 41
Enzyme 30, 65
Erbrechen 19, 49
Ernährung 25, 48, 60, 64–95
- basische 51–55
Erwachsenenalter 28
Essensregeln 52
Essstörungen 37, 77
Essverhalten 17

F

Fastfood 25
Fasten 37
Fett 25, 48, 67
Fettsäuren, ungesättigte 66
Fisch 51, 66
Fleisch 25, 48, 51, 52, 66, 67
Folsäure 55
Fußmassage 119

G

Galle 13
Gallensteine 47

Geflügel 66
Gemüse 25, 27, 38, 48, 52, 65, 65, 66, 70, 72, 77
Gemüsebrühe 65
Getreide 38, 51, 67
Gicht 35, 41, 48
Gifte 30

H

Haare 35, 41
Haltungsschäden 104
Hamburger 28
Harnwegsinfektion 23
Haut 11, 12, 18, 26, 35, 41, 49, 111, 116,
Hefe 52
Hefepilze 39
Heilerde 111–112
Herz-Kreislauf-Erkrankungen 37, 72
Herz-Kreislauf-System 26, 103
Herzinfarkt 41, 48
Heublumenanwendungen 108–109
Hirninfarkt 41
Hormone 28, 114
Hülsenfrüchte 48
Hydrogenkarbonat 37, 54
Hyperventilation 19

I

Immunsystem 103, 14, 29–30, 35

J

Jojobaöl 115, 117
Jugendliche 27–28, 29

K

Kaffee 25, 26, 38, 48, 65, 67, 77
Kakao 48
Kalium 13, 29, 61, 65, 75
Kalzium 13, 15, 19, 29, 37, 55, 65, 75
Karies 35
Kartoffeln 27, 38, 48, 62, 71
Käse 25, 48, 51, 52
Kauen 16, 77
Keimgerät 73
Kieselsäure 55
Killerzellen 30
Kinder 27–28, 29, 49
Kleinkinder 27
Knochen 11, 15, 18, 28, 29, 41, 50
Kochen 65
Koffein 46
Kohlenhydrate 25
Kohlensäure 54
Kopfschmerzen 41
Kräuter 38, 66, 70
Kräutertee 53, 65
Krebs 30–31, 37, 48–49, 72
Kreislauf 114
Kreislaufstörungen 35
Kresse 74
Kupfer 55

L

Lebensmittel 25, 65, 67, 68–69
Lebensweise 17, 18, 26–27, 36, 56, 60, 67, 77
Leber 11, 13, 18, 38
Leberpackung 110
Licht 114

Limonade 25, 26, 27
Linsen 75
Lunge 11, 12, 13, 18, 25, 26

M

Macadamianussöl 115, 117
Magen 10, 11, 14, 38, 60, 61, 62
Magen-Darm-Geschwür 49
Magen-Darm-Störungen 41
Magnesium 13, 29, 55, 65
Mandelöl 115, 117
Massage 115–121
Massageöl 115, 117
Matetee 48
Medikamente 14
Meditation 58, 113
Migräne 41, 49
Mikrowelle 66
Milch 52
Mineralien (Mineralstoffe) 66, 71, 16, 70, 77
Mineralstoffpräparate (s. a. Nahrungsergänzungsmittel) 60
Mineralwasser 26, 27, 38, 48, 53–54, 65, 77
Molkebad 111
Müdigkeit 41
Mungbohnen 75
Musik 113
Muskeln (Muskulatur) 18, 26, 35, 47, 50, 63, 103, 115
Muttermilch 27
Myogelosen 47

N

Nägel 35

Nahrungsergänzungsmittel 14, 23
Nahrungsmittelunverträglichkeit 56
Natrium 65, 75
Natriumbikarbonat 11, 19, 109, 110
Naturheilkunde 16, 46
Naturmeditation 113
Nervensystem 31
Neurodermitis 41, 49
Niacin 55, 75
Nieren 11, 12, 18, 25, 26
Nierenfunktionsstörung 37
Nierenprobleme 62
Nierensteine 47
Nikotin (s. a. Zigaretten, Rauchen) 25, 28, 30, 38, 46, 60
Nordic Walking 103
Nudeln 27
Nüsse 25

O

Obst 25, 27, 38, 48, 52, 65, 66, 70, 72, 77
Öl 66, 67
Öle, ätherische 116–115
Ölsaugen 99, 110
Operation 31, 37
Osteoporose 15, 29, 35, 50

P

Partnermassage 120–121
pH-Wert 9, 10, 11, 27, 37, 39, 43, 50, 55, 60, 63, 67, 109
pH-Wert-Messung 20–23
Phosphat 15, 37
Phosphor 65

Pilzinfektionen 41, 49
Pizza 27
Prießnitzwickel 107–108
Progressive Muskelentspannung 58
Psychische Erkrankungen 37
Pubertät 27–28
Pudding 27
Puffer 29
Puffersystem 10–15, 49

R

Rauchen 38
Reflexzonenmassage 115
Regulationsmechanismen 10–15
Reise ins Ich 113
Rettich 75
Rheuma 35, 41, 50
Rohkost 65

S

Säfte 71–72
Salat 66
Samen 25
Säuglinge 27
Sauna (s. a. Schweiß) 26
Säure 8–10
Säurepuffer 11–15
Säurespeicher 115
Schlacken (s. a. Stoffwechselschlacken) 26, 109
Schlaf 114
Schmerzen 50, 104
Schokolade 27
Schulterpartie 115
Schwangerschaft 27, 52
Schweiß 10, 11, 13, 26

Schweißausbrüche 28
Selbstmassage 118–119
Selen 55, 65
Shiatsu 115
Sojabohnen 75
Speichel 20
Spinat 48
Sport 26, 29
Sprossen 62, 72–75
Spurenelemente 16
Stimmungsschwankungen 28
Stoffwechsel 8, 12, 13, 15, 19, 27, 59, 60, 67, 103, 111
Stoffwechselentgleisung 17
Stoffwechselschlacken 24
Stress 31, 48, 49, 50, 56, 59, 60, 63, 65, 98, 112
Stretching 104–105
Stuhlgang 10, 13
Stützapparat 103
Stützgewebe 26, 104
Süßigkeiten 25, 27, 38, 65

T

Tagebuch 63
Tagesprofil 21–23, 35, 50, 51
Tee 48
- Entsäuerungstee 62
- grüner 77
- Kräutertee 53, 65
- Matetee 48
- schwarzer 25, 38, 67
Teststreifen 20
Thai-Massage 115
Trinken 26, 53–55
Trockenbürsten 99, 106–107
Trockenobst 77

U

Übersäuerung 15, 16, 21, 41, 46, 47
- akute 18
- chronisch-latente 18
- latente 18
- Ursachen d. 32–33
Übersäuerungsformen 17–18
Untergewicht 77
Urin 12, 20–23
Urin-pH-Tagesprofil 21–23, 35, 50–51
Urin-pH-Wert (s. a. pH-Wert) 67

V

Verdauung 14, 16, 35, 38
Vitamine 55, 65, 66, 70, 71, 77

W

Walking 103
Walnüsse 67
Wasser 53–54
Wasseranwendungen 107–108
Wechseljahre 28
Weißmehl 25, 38
Wirbelsäule 115
Wurst 48, 67

Y/Z

Yoga 58
Zähne 35
Zahnfleisch 35
Zellen 9, 11, 20, 114
Zigaretten 27, 65
Zilgrei-Methode 99
Zink 55
Zucker 25, 48, 67, 77

Rezeptregister

A

Aktivmüsli 82
Avacado-Sprossen-Creme 85

B

Bauernfrühstück 84
Beerenmüsli 92
Birnen-Nuss-Müsli 94
Blumenkohlgratin 80
Blumenkohlsuppe 83
Brokkoli-Rohkost 86
Brotwaffeln 83

E

Endiviensalat 88
Entsäuerungstee 62

F

Feldsalat mit Walnüssen 80
Forelle im Kräutersud 91
Fruchtsalat 86

G

Gemüse-Buchweizen-Auflauf 83
Gemüse-Kartoffel-Gratin 95
Gemüsequiche 89

H

Hirse-Tofu-Bratlinge 92

K

Kartoffel-Zucchini-Auflauf 87
Kartoffeln mit Sprossenquark 88

Kernemüsli 90
Kürbissuppe mit Lachs 84

M

Möhren-Mung-Salat 85
Müsli 80, 82, 90, 92, 94

O

Obstmüsli 80
Orangen-Grapefruit-Grütze 93

P

Pute süß-sauer 94
Rote-Bete-Salat 82

S

Sellerie-Möhren-Salat 87
Sellerieschnitzel mit Putenschinken und Bohnen 93
Sprossenquark 88

T

Tomatensalat mit Alfalfasprossen 91
Tomatensuppe 81
Trockenfruchtaufstrich 88

W

Wokgemüse mit Naturreis 90

Impressum

Genehmigte Lizenzausgabe für Nikol Verlagsgesellschaft mbH & Co. KG, Hamburg, 2021

Copyright © 2013 GRÄFE UND UNZER VERLAG GmbH, München

Alle Rechte, auch das der fotomechanischen Wiedergabe (einschließlich Fotokopie) oder der Speicherung auf elektronischen Systemen, vorbehalten.
All rights reserved.

Projektleitung: A. Hartwig
Lektorat: Ulrike Auras
Umschlaggestaltung: Nele Schütz Design unter Verwendung von shutterstock/ j. chizhe
Layout: independent Medien-Design, Horst Moser, München
Herstellung: Anna Bäumner
Satz: Christopher Hammond
Repro: Repro Ludwig, Zell am See
Druck: UAB BALTO print
Printed in Lithuania

ISBN 978-3-86820-601-2

www.nikol-verlag.de

Bildnachweis:
Rezeptfotografie: Jörn Rynio, Hamburg
Peoplefotografie: Johannes Rodach, München
Illustrationen: Claudia Lieb, München
Dank für die Unterstützung der Fotoproduktion an:
www.mandala-fashion.com/shop

Weitere Fotos:
Corbis: S. 40, 74 (li.), 75 (Mitte), 100, K1.Flora Press: S. 111.Getty: S. 34, 76, 78, 96, 98. GU: S. 103 (Leonhard Lenz), S. 117 (Kramp + Gölling). iStockphoto: S. 68 (li.), 73. Mauritius Images: S. 23, 64, U4. Plainpicture: S. 5, 42, 67. Shutterstock: S. 8, 24. Stockfood: S. 4, 6, 68 (re.), 74 (re.), 75 (oben, unten), 78 (re.), 79.

Syndication:
www.seasons.agency

Wichtiger Hinweis:
Die Gedanken, Methoden und Anregungen in diesem Buch stellen die Meinung bzw. Erfahrung der Autorin dar. Sie wurden von ihr nach bestem Wissen erstellt und mit größtmöglicher Sorgfalt geprüft. Sie bieten jedoch keinen Ersatz für persönlichen, kompetenten medizinischen Rat. Jede Leserin, jeder Leser ist für das eigene Tun und Lassen auch weiterhin selbst verantwortlich. Weder Autorin noch Verlag können für eventuelle Nachteile oder Schäden, die aus den im Buch gegebenen praktischen Hinweisen resultieren, eine Haftung übernehmen.

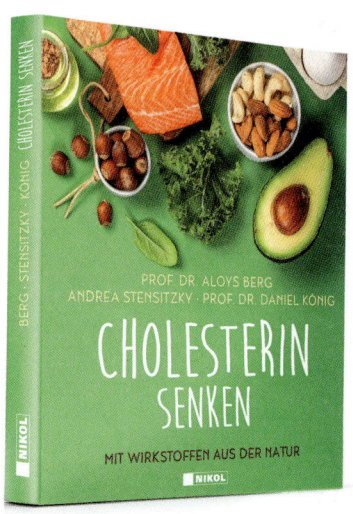

Prof. Dr. Aloys Berg, Andrea Stensitzky, Prof. Dr. Daniel König
Cholesterin senken
128 Seiten, gebunden, durchgehend farbig bebildert
ISBN: 978-3-86820-600-5

Mit Wirkstoffen aus der Natur

Von einem erhöhten Cholesterinspiegel ist in Deutschland rund ein Drittel der Bevölkerung betroffen. Mit zu viel LDL-Cholesterin im Blut steigt das Risiko für Herzinfarkt, Arteriosklerose und Schlaganfall. Was aber hilft wirklich, den Cholesterinspiegel dauerhaft auf ein gesundes Maß zu senken? Das Expertenteam zeigt in diesem Buch neben dem allgemeinen Grundwissen zum Thema, welche Lebensmittel ganz natürliche Cholesterinsenker sind. Mit Hilfe einer einzigartigen Kombinationsdiät lässt sich diese gezielte positive Wirkung auf die Blutfettwerte noch weiter steigern. Die 60 Rezepte im Buch sind cholesterinarm, lecker und einfach in der Zubereitung. Und das Beste: es funktioniert ohne Einnahme von Medikamenten!

www.nikol-verlag.de

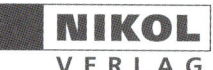